国家级职业教育规划教材
人力资源和社会保障部职业能力建设司推荐
全国高等职业技术院校化工类专业教材

化验室组织与管理

王英健　于淑兰　主编

中国劳动社会保障出版社

图书在版编目(CIP)数据

化验室组织与管理/王英健，于淑兰主编．—北京：中国劳动社会保障出版社，2013
全国高等职业技术院校化工类专业教材
ISBN 978-7-5167-0159-1

Ⅰ.①化… Ⅱ.①王… ②于… Ⅲ.①检验室-组织管理-高等职业教育-教材
Ⅳ.①R197.38

中国版本图书馆 CIP 数据核字(2013)第 014744 号

中国劳动社会保障出版社出版发行
（北京市惠新东街 1 号　邮政编码：100029）
出 版 人：张梦欣
*
北京隆昌伟业印刷有限公司印刷装订　新华书店经销
787 毫米×1092 毫米　16 开本　10.5 印张　245 千字
2013 年 1 月第 1 版　2023 年 2 月第 4 次印刷
定价：19.00 元

营销中心电话：400-606-6496
出版社网址：http://www.class.com.cn
http://jg.class.com.cn

前言

随着我国化学工业的迅速发展，化工企业对从业人员的知识结构和技能水平提出了更高的要求。为了更好地满足企业的用人需要，促进高等职业技术院校化工类专业教学工作的开展，加快高技能人才培养，我们组织有关院校的骨干教师和行业、企业专家，对专业培养目标、课程设置、教学模式进行了深入研究，开发了全国高等职业技术院校化工类专业教材。

本次开发的教材包括《基础化学》《化工安全与环保》《化工电气与仪表》《化工识图与CAD》《化工分析》《化工生产仿真实训》《化工单元操作》《化工生产技术》《化学分析》《仪器分析》《工业分析》《化验室组织与管理》《精细化工概论》，以及《基础化学习题册》和《化工识图与CAD习题册》。

本次教材开发工作的重点有以下几个方面：

第一，坚持高技能人才培养方向，突出教材的职业特色。以职业能力为本位，从职业（岗位）分析入手，根据高等职业技术院校化工类专业毕业生所从事职业的实际需要，科学确定学生应具备的知识和能力结构，避免专业知识过深、过难，同时进一步加强实践性教学，提高教材的实用性。

第二，体现化工行业发展趋势，突出教材的先进性。根据化工行业的发展现状，尽可能多地在教材中体现本行业的新知识、新技术、新工艺和新设备，并严格执行国家有关技术标准，使教材具有鲜明的时代特征。

第三，创新编写模式，突出教材的直观性。按照学生的认知规律，合理安排教材内容，并尽量采用以图代文的编写形式，注重利用图表、实物照片辅助讲解知识点和技能点，激发学生的学习兴趣。为了配合学校的教学改革，部分教材采用了任务驱动的编写思路。

本套教材可供全国高等职业技术院校化工类专业（应用化工技术专业、化工工艺专业、工业分析与检验专业、精细化学品生产技术专业等）选用，也可作为职业培训教材。本套教材的编写工作得到了山东、四川、河南、广西等省、自治区人力资源和社会保障厅及有关院校的大力支持，在此，我们表示诚挚的谢意。

人力资源和社会保障部教材办公室

2013年1月

简　介

本教材根据高等职业技术院校化工类专业学生的特点编写，满足企业对高等职业教育化工类专业培养目标的定位和要求。教材内容精练实用，文字表达通俗易懂。

本教材共分五章，包括化验室组织机构与管理、化验室设计与管理、化验室技术装备与管理、化验室质量保证体系与管理和化验室安全与管理等内容。

本教材可作为高等职业技术院校化工类专业教材，也可作为成人教育教材和职业培训教材。

本教材由王英健、于淑兰任主编，梁汉红、贺攀科、商顺盈参加编写，侯杰审稿。

目　录

第一章　化验室组织机构与管理

第一节　化验室基本知识

学习目标

1. 了解化验室的概念和基本要素。
2. 掌握化验室的分类。

一、化验室的概念和基本要素

1. 化验室的概念

化验室是化验系统组织结构的基本单位，它集合了一定的人力、物力、财力和信息等资源，并在时间和空间内进行合理有效的配置，构成了与分析检验的目标、任务和要求相适应的综合管理和技术环境，并由相关的各类人员有组织地进行管理和分析检验等工作，是为控制生产、技术改造、新产品试验及其他科研工作而进行分析检验等工作的场所。

2. 化验室的基本要素

(1) 明确的目标和任务

化验室应具有明确的目标和任务，如原辅材料分析检验、生产中控分析、产品质量检验、为技术改造或新产品试验提供分析检验。

(2) 一定数量的化验室工作人员

化验室工作人员包括管理人员、技术人员和其他辅助人员。技术人员应根据专业、技术层次和年龄结构等方面进行合理配置。

(3) 必要的化验室建筑用房

化验室建筑用房包括仪器设备和其他设施，如各种专业工作室、办公室、保管室、计算机房；计量和检测仪器设备及其他仪器设备；水、电、气、通风、采暖、废物处理等设施。

(4) 必需的经费

经费包括仪器设备的购置、维护保养和维修经费，分析检验消耗试剂、药品、材料经费及其他经费等。

(5) 有关的信息资料

信息资料包括管理信息资料、文件、技术标准、分析检验方法、分析操作规程等。

二、化验室的分类

1. 按认可（证）资格条款分类

(1) 双重认可（证）化验室

双重认可（证）化验室是获得了中国实验室国家认可委员会认可，同时又有地方技术监督机构认证的化验室。该类化验室符合《实验室认可准则》CNACL 201 - 99 文件规定的要求，并按《实验室认可管理办法》CNACL 101 －99 文件的规定，办理认可申报，提交足够的认可申报材料，经中国实验室国家认可委员会或其派出机构进行审查考核并获得认可。该类化验室的优势在于除了具有必备的实验硬件以外，更重要的是实行了严格的化验室质量管理，建立化验室质量体系并投入运行；具有较高的化验室水平和化验室工作质量。国家认可的是化验室的工作能力、水平和质量；地方技术监督机构认证的是它从事分析检验的法定资格。

（2）技术监督机构认证的化验室

技术监督机构认证的化验室是还未得到中国实验室国家认可委员会或其派出机构进行审查考核和认可的化验室。该类化验室的整体水平和化验室工作质量相对而言还存在一些不足，但取得了地市级以上技术监督机构认证的从事分析检验的法定资格。

2. 按主要使用的分析检验方法分类

（1）化学分析化验室

化学分析化验室使用的分析检验方法，主要是化学分析法。这类化验室的特点是，使用的分析仪器设备简单，投资较少，分析检验成本较低，多数应用于常量组分的分析检验；分析检验操作烦琐，易造成环境污染。这类化验室多为一些生产规模较小、生产工艺简单、产品比较单一的生产企业所采用。

（2）仪器分析化验室

仪器分析化验室使用的分析检验方法，主要是仪器分析法。这类化验室的特点是使用大型和复杂的分析仪器设备，投资较大，分析检验成本相对较高；分析检验操作简单，分析检验速度较快，灵敏度高，多数应用于微量和痕量组分的分析检验，分析检验结果的重现性和准确度高。这类化验室多为一些生产规模较大、生产工艺复杂、对分析检验速度和结果要求较高、资金雄厚的大中型生产企业所采用。

3. 按功能分类

（1）中心化验室

中心化验室是具备按企业生产和质量管理的要求履行产品检验、控制和监督职责以及为技术改造或新产品试验等科研活动提供服务等功能的化验室。中心化验室一般具有分工明确的各类专业室和发挥上述功能所需的专业技术人员及仪器设备、化学试剂、各类器材、计算机系统、管理和技术文件等技术装备，有职责分明的行政管理体系和完备的分析检验工作质量保证体系。中心化验室有对下属化验室实施业务指导和监督的职责与职能。

（2）中控化验室

中控化验室是为控制生产工艺提供分析检验数据的化验室。一般设置在生产企业的车间或工段上，主要从事生产原材料、半成品的分析检验，及时地为生产工艺控制部门提供分析检验数据，确保生产工艺的各项指标处于规定的范围内。中控化验室所采用的分析检验方法一般要求分析检验的操作简单，速度较快，但其结果的准确度不一定很高。中控化验室在业务上受中心化验室的监督和指导。

对化验室的管理者而言，建设水平和工作质量较高的化验室，任重而道远。化验室的管理者应学习化验室的组织与管理，系统地掌握化验室的组织、分析检验系统、质量保证体系的内涵和管理原理、管理方法；正确理解和掌握化验室建筑和设施的规划与设计、化验室的环境与安全的要求；掌握标准化、质量管理、化验室组织机构与权责；基本具备组建现代化化验室以及科学地管理其分析检验系统和质量保证体系的能力。

在实际工作中，第一，要明确化验室组织与管理工作是提高化验室水平和化验室工作质量的保证。第二，通过科学有效的管理工作来加强化验室建设，即建立和健全化验室组织结构、管理体系和完备的分析检验工作质量保证体系；合理地配置人员及其结构；增加资金投入，提高化验室的技术装备水平；创造优良的化验室工作环境。第三，进一步促进组织效率的提高，即通过管理者运用各种管理技术、方法和手段，引导和组织起有效有序的分析检验技术工作和其他工作，并使化验室的人力、物力、财力和信息等资源得到有效和充分的利用，高效率地实现化验室组织的目标和任务。

第二节　化验室组织机构与人员配置

学习目标

1. 了解化验室的地位和权力，了解化验室组织与管理的研究对象。
2. 掌握化验室人员的基本条件和任职资格及人员组织管理的基本原则。
3. 能根据不同的化验室配备分析人员。

一、化验室的组织机构与职能

要实现化验室组织目标，必须建立一个能为实现这一目标进行有效管理的机构，即化验室组织机构。机构的设置应以组织目标为依据，有效地进行人员配置、仪器设备配置，明确组织机构在检验中所具有的地位及权力。

1. 化验室组织

(1) 化验室组织的定义

组织具有两个含义，一个是围绕某项共同目标的人群，按照一定的分工和结构形式建立起来的组织机构，即人们常说的单位、部门等；另一个是为建立某一组织机构而进行的一系列活动或过程即“组织工作”。

化验室组织管理同时包括了对化验室的组织机构的管理和对其组织工作过程的管理。

(2) 化验室组织的管理

所谓组织管理，是把成员组合起来，以有效地实现组织既定目标的过程。组织管理活动是指根据已经确定的组织目标，所采取的有效步骤，这些步骤包括：

1) 确定组织的整体目标。

2) 对目标进行分解，形成目标体系。

3) 对实现目标必需的各项业务活动加以分类和组合。

4) 划分职能部门，设置管理机构，进行合理分工。

5) 明确各部门的职责与权力。

6) 合理配备人员。

7）建立和维持一个畅通的信息联系渠道。

8）制定规章制度，确立运作机制，保持组织的灵活性、适应性、开放性和相对稳定性。

2. 化验室的组织机构形式

（1）化验室规模

化验室的规模应根据企事业组织的目标进行设计和规划。例如，一个小型企业（小型化工厂）其生产项目单一，检验方法简单，只要求对产品作出一般的质检分析，并不需要配置十分精密的仪器设备及优良的设施环境，因此这样的化验室所具有的规模就相应小些。对于大、中型企业，由于生产的产品种类多，涉及的检验方法和测试手段也多样化，目标要求较高，需要的仪器设备精度高、种类全，不仅有简单的仪器设备及较完整的检测设施，而且还需要有大型的精密仪器和必备的校准作业的设施，更需要有一支专业水平较高的技术人员队伍，这类化验室的规模一般较大。对于具有特殊性质的研究机构，不仅有种类齐全的精密仪器和优良的检测设施，而且还要有一支高素质、高水平的专业研究人员队伍，所以化验室的规模通常也较大。

总之，化验室规模要从实际出发，统筹规划，合理设置，要做到建筑设施、仪器设备、技术队伍与科学管理协调发展。

（2）仪器设备配置

化验室仪器设备的配置主要根据所承担的检验任务及性质来进行。例如，从事常量组分测定工作，可以配制滴定分析和称量分析中常用的仪器与设备，如滴定管、容量瓶、锥形瓶和移液管及高温电炉、电子天平、坩埚等；对于微量组分分析，则需要配置灵敏度高的检测仪器，如光学分析用的可见分光光度计、原子吸收分光光度计及辅助设备、紫外可见分光光度计、原子发射光谱仪等，色谱分析用的气相色谱仪、高效液相色谱仪，电化学分析用的电位滴定仪、库仑分析仪、离子计和酸度计等，结构分析用的红外光谱仪、质谱仪、核磁共振波谱仪等。因此在对仪器设备进行配置时，应结合实际情况，按企业生产的产品种类和分析方法的要求及标准的约束等各方面的综合指标进行购置。

购置所需仪器设备时，要做好技术考察工作，使所购置仪器设备的各项技术性能指标完全符合检测工作的要求。同时还要根据财力情况选择仪器设备，在能保证检验质量的前提下尽量做到勤俭节约。

（3）机构设置

在工业生产中，化验室系统一般设有中心化验室、车间化验室和班组化验室（岗），构成一个三级检验体系。

化验室组织机构根据企业规模和企业目标不同，可有多种形式。常见的化验室组织机构如图1—2—1所示，图中每个机构都应有一套工作人员（可兼职）。

3. 化验室的地位和权力

（1）化验室的地位和隶属关系

1）化验室的地位。企业的化验室作为企业产品的质检机构，具有法律地位。这种法律地位是其他部门所不能替代的。在检验工作中，中心化验室应具有独立开展业务的权力，不受任何行政干预，在组织机构、管理制度等方面相对独立。严格遵守企业的《质量手册》，坚持实事求是的原则，科学、公正地完成每一项检测工作。

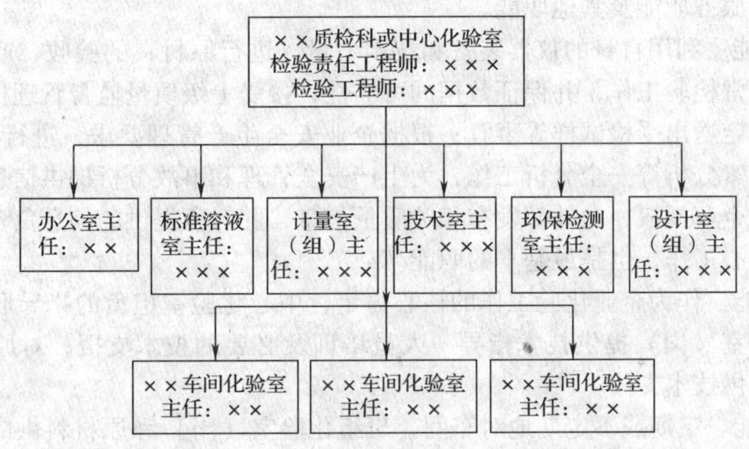

图 1—2—1　化验室组织机构

2）化验室的隶属关系。企业的中心化验室隶属于企业的二级机构，是从事产品与原料分析检验、环境监测或方法研究、技术开发等的科研实体。认可的化验室应配备能满足检验项目需要的仪器设备，以及具有能满足检验工作需要的场所设施和环境条件，并根据所承担的任务积极开展科学实验工作，努力提高实验技术，完善技术条件和工作环境，以保证高效率、高水平地完成各项任务，维护化验室质检机构的合法权益。

（2）化验室的权力范围

化验室的权力范围是指化验室在分析检验程序中所行使的有效权限范围。不同的化验室具有不同的权限范围，即权限范围有大有小，承担的责任也有轻有重。现以中心化验室为例，就其权限范围简述如下。

中心化验室是企业产品的核心检验部门，负责企业产品的全面质量检验工作，所出具的检验报告具有法律效力，是企业中的一级质检机构，企业中的其他化验室都隶属于中心化验室。其权限范围是：

1）对出厂的产品和进厂的原料有独立行使监督检验的权力。

2）有权对产品质量及生产过程的检验、质量管理、质量事故进行监督考核，有权行使质量否决权。

3）对违反质量法规的行为有权制止并对所涉及的单位和个人提出处理意见。

4）有权代表厂方处理质量拒付和争议以及进行厂内质量仲裁。

由于不同企业授予中心化验室的权力范围不同，中心化验室具有的权限范围也不尽相同，各企业可根据实际情况授予化验室可行使的权力。

4. 化验室的职能

化验室的职能主要包括质量检验职能、质量管理职能，以及实验研究与新产品开发职能。

（1）质量检验职能

质量检验就是以国家规定的技术标准和方法检测产品，将结果与标准进行对比，从而对每批产品做出合格或不合格的判断。

以中心化验室为例，中心化验室的质量检验职能有 5 个方面，分别为核心职能、指导职能、监督职能、服务职能及其他职能。

1）核心职能。利用自身的仪器装备和技术力量，进行原材料的验收、产品出厂检验以及环境监测等日常检验工作，并保证数据的可靠性；接受上级质量监督管理机构的监督、检查，并负责按规定送出受检试样等事宜；根据企业安全生产管理要求，进行安全控制分析、现场危险危害因素分析等安全分析工作，为生产安全管理和事故分析提供信息，并保证数据的可靠性；根据企业授权，向外部发布相关质量信息，并对所提供的信息负责。其中核心职能是化验室的中心工作，也是最基本的职能。

2）指导职能。作为企业化验工作的核心力量，中心化验室担负的指导职能为：对生产车间及班组化验室（岗）提供技术指导、人员培训及必要的技术支援；对原材料供应单位在必要的时候提供技术支援。

3）监督职能。定期或不定期地对车间、班组化验室（岗）和原材料供应单位，进行必要的校核、监督工作，以确保基层检验工作的正常进行以及原材料质量信息的可靠性。监督职能是化验室系统内部质量管理的重要组成部分。

4）服务职能。服务职能主要是坚持化验工作为生产服务；为车间及班组化验室（岗）提供中间检验用的仪器、器材、试剂溶液等必要的实验用品，以利于生产控制检验的进行；对企业产品的用户提供必要的技术服务。

车间化验室的职能与中心试验室的四项职能基本相同，但是所管辖的范围只是在车间内部和班组、岗位，且所有信息均不得自行向企业外部发布。车间化验室进行“安全分析”，必须获得企业安全管理部门的授权，并在其监督下进行。

班组、岗位化验室的基本职能是对班组、岗位的生产控制项目进行分析，必要时也对所使用的原材料或工序产品（实际上是全流程中的半成品）的必要项目进行分析，获得质量信息的目的是为指导班组、岗位生产控制的调整。

（2）质量管理职能

质量管理是企业为了以最科学、最经济的方法，稳定地生产出用户满意的产品，对产品质量形成全过程质量的管理。化验室主要是根据企业产品质量计划，制定内控标准，按有关制度规定对生产过程质量进行调度和控制，以便各生产质量活动处于受控状态。

（3）实验研究与新产品开发职能

根据提高产品质量和新产品开发的需要，开展科研工作，协助有关技术部门推广应用新技术、新工艺、新材料、新设备，不断提高企业的技术水平和管理水平。

5. 化验室的专业工作室设置

（1）化验室的专业工作室设置原则

一个具体的化验室需要设置多少工作部门，要根据企业的生产实际情况，依照工作需要而定，并无规定模式。从便于管理的角度出发，可以从以下几个方面考虑：

1）目标明确，最终目标是为企业生产检验服务。

2）充分发挥整体效能，力求实现最佳调控。

3）科学分工，实现高效率。

4）实用、实际，不搞花架子。

根据这些基本原则，产品品种多的企业，化验室的专业室内还可以分设多个专业组，而规模较小的企业，化验室内也可以不设专业室，而改设若干专业组，甚至可以把若干组合并设置。

大型生产企业的化验室通常自成体系，其办公室及技术室内部还可以再分设若干个职能室（组），形成独立的管理体系，从而更好地为化验室和基层检验部门服务。

（2）化验室的专业工作室

根据化验工作的性质和具体工作的需要，化验室的专业工作室大致可以分为如下9种：

1）原材料检验室。主要负责对生产原材料进行检验。

2）成品检验室。负责对企业生产的产品作最后的质量检验，实施把关职能，并提供必要的信息供生产管理和质量控制。

3）中间产品检验室（车间检验室）。负责对生产过程的中间产品进行分析检验，为生产中间控制提供信息。

4）标准室。负责根据国家有关规定制备各种标准样品及分析化验溶液，供各个检验室（组）使用。

5）计量室。负责对企业内部的各种分析测试仪器设备进行计量管理、量值传递及计量装置的维修等工作。

6）技术室。负责企业内各检验室（组）的综合技术管理，化验室技术进步等方面的研究等技术性工作。

7）数据处理室。负责对化验数据进行必要的校验、处理、复核等工作，从而提高化验结果的可靠性。

8）办公室。负责化验室日常事务、安全等管理，以及组织后勤补给等工作。

9）环境监测实验室。负责企业的环境污染物的排放和整治的监测工作。

二、化验室的人员配置

1. 化验室人员的基本条件和任职资格

（1）基本条件

化验人员的基本条件是指对从事化验工作的人员的必备条件，包括文化、思想、业务素质和身体条件等方面的要求。

1）具有必要的文化素质。从事分析化验工作的人员，必须具有中等职业教育或相当于高中及以上文化程度。

2）具备适应职业要求的思想素质。办事公正、实事求是、工作认真负责，服从工作安排，并按要求完成规定的任务。

3）掌握化验检测业务的必要知识和操作技能。经过检验、测试专业技术培训考核合格，获得相应操作技能等级资格证书，熟悉所承担任务的技术标准，掌握操作规程，能独立进行分析化验操作，有严谨的科学态度。能按操作规程正确使用仪器设备，进行日常维护保养，认真填写原始记录，会运用常用数理统计工具，具有必要的数据分析能力，能出具正确的检验报告。

化验人员持证上岗仅是最基本的要求，因为技能证书只表明持证人曾经接受过相关的技能教育，并通过了必要的考核，达到一定的基础技能水平（就像学校的学历文凭一样，并不代表持证人的实际工作能力），并不等于就一定能够胜任所在企业要求的化验工作。因此，对于新入行的（包括已有工作经验但属新单位或调新岗位的）化验人员，还需要接受与企业生产分析检验相关的操作技能的教育和考核。

4）具备适应化验职业工作的身体条件。身体健康，能够胜任日常分析化验工作，无色盲、色弱、高度近视等可能影响分析化验工作的进行及检验准确度的眼疾，无与准确检验、测试工作要求不相适应的其他疾病或者身体缺陷。

为了满足社会进步和生产发展的需要，化验人员还应具有不断提高自身思想素质和业务技术水平的学习能力，以及勤奋学习、努力钻研的进取精神。

（2）任职资格

1）分析主任应具备高级技术职称，精通本系统的检验任务工作，善于检验管理，掌握有关法律和法规。

2）技术负责人应具备高级技术职称，熟悉检验业务和技术管理，具备解决和处理检验工作中技术问题的能力。

3）质量负责人应具备中级以上技术职称，熟悉检验业务和检验工作质量管理方面的知识，有处理质量问题的能力。

4）其他室负责人应具备中级以上技术职称，精通本室的管理与专业知识，掌握与检验有关的法律知识。

5）检验人员应具备本专业基础知识，了解有关法律法规知识，并经考核后具备上岗资格。

6）内审员（审核人员）应熟悉有关标准和质量体系文件，能独立拟定审核活动，掌握质量体系审核的知识和技能，并经过培训达到合格，一般由系统的负责人担任。

7）质量监督员应熟悉检验工作方法和程序，了解检验目的和检验标准，并能评审检验结果，一般由系统的技术人员担任。

2. 化验室人员构成

（1）专业构成

化验室是生产企业（或其他产业部门）的高科技部门，随着中国经济发展和国外先进技术的引进，具有世界先进水平的实验技术、仪器装备越来越多。要求使用者必须在相关学科知识的深度和广度都具有较高的程度，才能正确地运用和发挥其运行效能。

现代企业化验室的管理，也要求各级化验室管理人员在对化验室实施科学管理的同时，必须推动化验室在技术上的进步，即这些管理人员必须具备相应的先进的化验技能和相关的科学知识。

化验室人员的专业结构向多专业和综合技能转变，是顺应世界科学技术发展的必然趋势，在化验人员的选配工作上必须充分注意。

（2）职称构成

从实际工作出发，按层次配备相应的技能级别（高级、中级、初级）技术人员，技能级别结构又称为技术级别组合。化验室中的高级职称、中级职称和初级职称专业技术人员，以及不同技能级别的化验技师、化验工，从高到低、从少到多、自上而下，呈“金字塔”形组合。

通常情况下，直接受企业负责人领导的中心化验室主任由高级职称专业人员（或资深的中级职称专业人员，或者相应资质的技能人员）担任，领导企业一级化验室的工作。其下各级管理人员和工作人员，则分别配备相应职称技术人员或各种技能等级的分析工进行日常工作。生产车间的化验室和岗位化验人员，可以参照企业中心化验室，相应降低要求进行人员安排。

（3）年龄构成

从检验工作的长远性以及化验工作技能、管理工作能力和工作经验等角度考虑，并结合青年人的灵敏性等因素，同时考虑到有利于不同年龄人员的自然更替等问题，化验室第一线人员一般应尽可能安排青年人或年龄较小的人员，而管理层人员的年龄则可稍大一些。

（4）人员数量

在产品质量最稳定的欧美发达国家，生产企业的检验人员多数占职工总数的10%～15%，少数占7%～8%。日本因特别强调生产人员的素质，并大力开展自检以及工序控制稳定，专职检验人员一般仅占企业职工总数的1%～2%，最多也不超过7%～8%。但若把日本工人自检的用工工时数折算合并的话，则实际进行检验的工时数占有比例远超过10%。中国目前的情况是，多数企业的第一线检验人员占职工总数的2%～10%，技术要求较高的企业可能达到职工总数的10%。就数量而言差距并不大，但从中国企业人员的素质普遍偏低的实际情况考虑，则显得检验力量不足，在强化质量检验工作的时候应予以加强。化验室人员的配备是发挥化验室效能的重要组织保证，必须认真对待。

由于企业规模及化验室组织目标各自有所不同，人员配备形式也不尽相同。特别对于那些规模较大的企业或外资及合资企业等，其化验室往往自成管理体系，并设置各种业务科室（部），因此人员配置可以根据各企业质量手册中的质量目标规定要求进行有机组合。

3．化验室人员的职责（见表1—2—1）

表1—2—1　　化验室人员的职责

化验室人员	职　　责
中心化验室主任	1．在主管厂长的领导下，负责全面检验工作，制订厂产品质量计划和科工作计划，贯彻执行国家质量管理法规和厂质量方针及目标，主持制定、贯彻实施各项规章制度并督促检查其执行情况 2．保证质量体系的贯彻执行，切实保证公正、科学、准确地进行各类检验工作 3．与各有关方面协调，及时解决出现的实际问题 4．参与组织制定修订产品、原料、中控分析、环境保护监测分析规程等技术标准及新产品开发与研制工作 5．审核产品出厂质量证明书及上报材料 6．对生产车间的产品质量考核和讲评工作 7．安全、卫生劳动等管理工作 8．组织本系统人员的培训、考核及晋级审定工作 9．决定内部机构设置，工作人员聘任等
技术负责人	1．负责各项技术业务工作的组织领导和实施 2．技术管理，并对实验过程中的安全负技术责任 3．组织贯彻执行国家质量监督法规、标准化管理规定和厂质量方针，纠正违反工作程序和操作规程的化验，以保证工作质量 4．参与制定和修订产品、原料技术标准 5．检查测试工作情况，解决质量监督检验中出现的技术难题及委托检验中的技术问题

续表

<table>
<tr><th>化验室人员</th><th>职　责</th></tr>
<tr><td>技术负责人</td><td>6. 收集国内外技术标准资料，并提供采用先进技术的意见
7. 参与新产品技术标准的审定和质量鉴定，会同有关部门组织技术培训和考核，帮助技术人员提高技术水平
8. 审定并签发检验实施细则、操作规程等技术文件，审定并签发检验报告，对报告的正确性负责
9. 协同主要负责人做好监督检验工作</td></tr>
<tr><td>质量负责人</td><td>1. 负责计量检定和实验测试的质量工作，协同技术负责人完成质量任务，解决检验工作中出现的重大技术质量问题
2. 组织实施内部质量体系审核，对《质量手册》的现实有效性负责
3. 对测试数据进行审查以保证测试方法的准确可靠
4. 组织检验规程，检验实施细则编制
5. 组织对检验人员的技术培训和考核工作，对检测人员的晋升、奖惩提出建议
6. 负责质量投诉处理工作，并向主管领导报告处理结果
7. 对原始记录、检验报告等技术资料进行检查，以确保检验结果准确、可靠、完整、公正
8. 审批比对试验计划并监督实施
9. 处理用户的异议和申诉；组织检验报告、检验方案等的审查工作；定期组织召开有技术负责人参加的测试质量评价会</td></tr>
<tr><td>办公室负责人</td><td>1. 负责办公室的全面工作，组织和实施检验业务和行政管理工作
2. 检查工作人员对质量体系和各项规章制度的贯彻执行情况
3. 负责文件、信函、报表的收发、登记、归档工作
4. 负责办公用品的保管与发放
5. 负责其他后勤保障工作及外来人员的接待工作</td></tr>
<tr><td>车间化验室负责人</td><td>1. 在中心化验室主任的领导下，根据本室的检测任务确定质量目标，全面负责本室检测质量
2. 组织和实施各项检验工作任务
3. 组织全室人员贯彻国家的各项规章制度、法律法规，提出本室仪器设备、试剂的采购计划
4. 对本室的工作失误负责
5. 解决本室检测工作中的疑难问题，组织全室人员加强业务学习及政治理论学习</td></tr>
<tr><td>检验员</td><td>1. 具有上岗合格证，熟悉检验专业知识
2. 掌握采取样品的性质，熟悉采样方法，会使用采样工具
3. 掌握分析所用各种标准溶液的配制、储存、发放程序
4. 掌握分析方法、指标、采样时间、样品保留等必备知识
5. 掌握控制分析、产品分析、原料分析方法以及控制指标、结果判定
6. 掌握包装物检查管理规定、计量检定规程及重量计算方法
7. 认真填写原始记录、检验报告，能够独立解决工作中的一般技术问题
8. 严格按程序和实施细则进行取样，按操作规程使用仪器设备，对所使用的仪器设备做到按要求定期保养，使用后及时填写使用情况记录
9. 努力钻研业务，参加各项培训和学术交流，积极参加比对试验，不断提高检验水平
10. 检验工作要做到安全、文明、卫生规范化
11. 做好安全保密工作，遵章守纪，积极认真完成各项检验工作</td></tr>
</table>

续表

化验室人员	职　　责
质量监督员	1. 协助技术负责人对本系统的检验工作质量进行监督把关 2. 认真检查和核实检验用技术标准、文件的有效性和使用执行是否正确以及环境条件、仪器设备是否符合规定要求 3. 检查检验是否按规定程序进行 4. 检查检验报告填写是否符合规定要求 5. 监督检查各项规章制度及工作人员遵章守则情况，有权制止一切未经批准的，或与手册规定的相偏离的行为，并及时向上级部门反映
计量管理员	1. 认真学习和执行有关计量法规及计量器具检定规程 2. 正确使用计量标准器具、标准物质，按规定对应检的仪器、计量器具送计量检定部门检定，并贴好检定标识，以保证计量器具处于良好的技术状态 3. 将计量器具的检定结果、记录资料归档 4. 制订计量检定计划，定期检查各计量器具的使用情况，有权制止使用未检、检定不合格或超出检定周期的计量器具，有权停止使用发生故障、精度下降及不正常的计量器具，并将有关情况及时向上级报告
设备管理员	1. 负责仪器设备的维修，确保运行正常完好率100%，编制仪器设备的使用、维护、检修鉴定的操作规程和管理标准以及仪器设备的订购计划 2. 建立健全技术档案管理和基础资料台账 3. 负责仪器设备的登记、清查管理及仪器设备的选购、领取使用、迁移更新、报废管理工作 4. 负责在用仪器设备临时故障的处理，保障检验工作正常进行 5. 监督检查仪器设备的使用、维护和保养情况 6. 组织对检验人员使用仪器设备的技术培训 7. 负责新仪器设备的开机与调试以及备品备件的选购和加工工作 8. 提出仪器的计量检定计划和检修年度计划
样品管理员	1. 负责样品的保管和处理等工作，并对样品的完好性负责 2. 保持样品库的环境卫生，样品要分类存放，保持其原始性和完好性 3. 未经主要负责人同意，不得随意动用样品以及转借他人 4. 样品编号后，方可办理领用手续，并负责已检样品回收工作 5. 样品保存期一般为三个月，对已检样品在超过保存期时要妥善处理

三、化验室人员的组织管理

1. 化验室人员组织管理的基本原则

在现实的管理工作中，人的管理是所有管理工作的核心。由于人具有思想，所以对人的管理是极为复杂的。对化验室人员的管理具有很强的政策性和多因素性，不可能有固定的管理模式。和所有的人员组织管理一样，必须遵循的基本原则是：

（1）效能原则

高效能是组织管理的中心，就是要充分发挥人的聪明才智和积极能动性，为实现组织目标作出最大的贡献。组织效能是衡量组织管理水平和有效性的重要标志。

（2）能位原则

要实现组织的高效能，必须注意效与能的适应，也就是说，人的才能必须与其工作岗位相适应。

人尽其才，量才任用，责权相应，是组织管理的核心。能位的适应是一种动态平衡，随着时间的推移，平衡将会发生变化，因而在管理实践中应有动态观念。

（3）激励原则

鼓励比批评可以取得更好的效果，这是现代管理的重要原则。现代管理理论认为，人是需要激励的，特别是在工作中遇到困难的时候，更需要适当的激励。正确运用激励手段以激发、鼓励组织成员的积极性和自觉性，是实现组织目标的关键。

激励可以包括精神（表扬、精神鼓励）和物质（经济上的奖励）两个方面，适当地运用将产生意想不到的效果。激励是现代组织管理的基本方法。

（4）沟通原则

在实际管理系统中，相关联的事物是紧密衔接、相互沟通又相互补充的。管理的各个环节、各种制度、人员的任用等各个相关方面，做好相互之间的沟通，实现组织内部的相互补充、相互促进，将有力地提高组织效率和组织活动的有效性。

沟通是管理信息的重要来源，因此管理离不开沟通。由于沟通具有互补作用，故沟通原则又有人称为互补原则。

以上四项基本原则，具有互相关联、互相促进的作用，应有机地结合。

2. 化验室人员组织管理的意义及任务

（1）化验室人员组织管理的意义

在化验室工作的诸因素之中，人是最活跃的因素。

通过有效的管理，组织一批符合要求的人，并充分发挥其创新能力，不断提高人员的思想认识水平和专业技能，通过各种方式的培训，实现化验室人员的知识更新，以满足科学技术进步的要求，是当今培养和建设一支能够适应企业生产和发展的，具有较丰富的专业技术知识，又有较强应变能力的化验技术队伍的重要途径，也是化验室建设和管理的一项十分重要的任务。

（2）化验室人员组织管理的任务

积极培养和建设一支掌握化验技术和化验室管理的人员队伍，提高他们的思想政治觉悟和业务技术水平，使这支队伍不断壮大成长、人员的积极性和创造性得到充分的发挥，从而对企业的生产管理、技术管理、质量管理以及产品开发、更新换代作出应有的贡献。

3. 化验室人员组织管理的基本职能

（1）领导

对组织实施正确、科学的领导。通过决策、规划以及为实现组织目标对工作人员的激励和必要的指挥，以调动群众的积极性，带领化验室人员为共同目标而奋斗。

（2）组织

根据组织目标对相关的人与工作进行有效的组合，以发挥各自和整体的最大效能，为化验室建设一支有“战斗力”的科学技术队伍。

（3）协调

为实现组织目标，采取适当的方法和措施，进行组织和人员的统筹、协调，使各相关因素恰当地配合，从而充分发挥组织和个人的作用。

4. 化验室人员组织管理的内容

（1）定编、定岗位职责、定结构比例

1）定编。应遵循效率原则并根据化验室检验系统的实际工作岗位、目标及任务、化验室的发展和技术进步等确定各专业（学科）、技术职务（技能等级）、年龄阶段人员的编制，且注意固定编制与流动编制相结合、各类人员数量和结构的合理性。

2）定岗位职责。这里的岗位职责指的是在化验室检验系统中从事管理和检验工作的人员的岗位职责。注意根据工作的性质，采取定岗不定人，使之与流动编制相适应。定岗位职责是实行岗位责任制的基础，是人力资源管理科学化的重要措施，是检查和考核岗位人员工作质量、工作效率的主要依据。

3）定结构比例。在定编和定岗位职责的基础上，确定高级、中级和初级技术职务（技能等级）人员的合理比例，明确岗位分类职责，根据职务余缺情况，进行人员流动和逐年考核晋级。

（2）岗位培训

为了提高履行化验室检验系统岗位职责的实际能力，应围绕分析检验的技术要求和管理业务，组织相应的培训，以提高化验室检验系统人员的整体素质。岗位培训中，应根据化验室检验系统的现状和发展对人员素质的要求，提出培训计划和实施意见；制定岗位培训的有关政策、规章、制度，以及主要岗位的规范化指导性意见；分级建立岗位培训考核机构，对培训人员进行考核。对培训的考核结果，应记入个人技术档案，作为聘任和晋级的依据。

（3）考核晋级

1）考核内容。按工作的性质和技术职务的特点，以岗位职责为依据，对化验室检验系统各类人员的思想素质、工作态度、业务能力、工作业绩等方面进行考核。

2）考核标准。制定规范性的考核指标，将履行岗位职责、完成工作数量与质量以及取得的业绩统一评价。

3）考核方法。组织考核与群众评议相结合，定性总结评比与定量（完成工作量）相结合。一般每年进行一次，先由个人总结，填写考核登记表，然后由化验室主任组织本室人员进行评议，写出考核评语，报上一级考评组织，经审核后存入档案备查。

（4）职务评聘

职务评聘是指职务资格评定和职务聘用。

1）职务资格评定。职务资格评定分为工程技术系列和职业（岗位）技能系列。工程技术系列职务资格评定由本人申请，化验室主任组织有关人员评议，决定是否向上一级组织推荐，最终由专门的评定机构进行评定；职业（岗位）技能系列技能等级的评定，则是由人力资源和社会保障部门设置的职业技能鉴定中心（站）进行培训、鉴定和颁证。

2）职务聘用。根据设置的工作岗位、岗位职责和工作目标及任务，来决定聘用高级、中级或初级职务的人员。在化验室检验系统的人力资源中，主要是一线的分析检验人员，因此，职务评聘，应以评聘职业（岗位）技能系列为主，根据实际岗位需要评聘一部分具有工程技术系列职务的人员。

5. 化验室人员组织管理的方法

（1）加强思想政治教育工作

主要可开展以下几方面的教育：

1）与时俱进教育。促进化验室检验系统各类人员的整体素质跟上时代发展的步伐。

2）公民道德教育。促进化验室检验系统各类人员的道德水准整体得到不断提高。

3）职业道德教育。促使化验室检验系统各类人员增强事业心和责任感，把好产品的质量关。

4）爱岗敬业教育。促使化验室检验系统各类人员热爱企业、热爱自己的工作岗位，艰苦创业，勇于创新，增强团队精神，提高与人合作的能力，为企业的发展尽职尽责。

（2）实行严格的聘任制

所谓聘任制是指对所需人员实行招聘和任用的制度。聘任制有利于培养、发现人才和及时补充企业急需的人才，是一种新兴的人力资源管理方法，充分体现了当今管理学的用人原则。为实行严格的聘任制，应做好以下工作：

1）制定岗位规划，建立岗位规范。根据化验室检验系统的目标及任务、现有岗位、化验室的发展和技术进步等制定未来一段时间的岗位规划、岗位职责和任职条件等。

2）建立人力资源流动机制，制定引进急需人才的措施和办法。

3）配合岗位责任制实施，制定人员考核办法和考核制度，实行定期考核，并根据考核结果实行奖惩和聘任。

4）重点抓好化验室主任的聘任。不同级别的化验室，对主任的要求不同，一般应由具有中级以上技术职称、事业心强并具有组织领导能力的人员担任。

（3）技术职称评定工作经常化、制度化

积极鼓励技术人员认真学习，提高自身的业务水平和技术能力，积极为技术人员创造提高学术水平、计算机应用能力、外语水平、岗位职业技能等方面的外部环境。对条件成熟的技术人员，应积极向技术职称评定专业机构或职业技能鉴定机构推荐，让他们的努力尽早得到社会的认可和回报，同时，也会产生相应的激励作用。

（4）设立技术成果奖

为调动技术人员的积极性和创造性，在化验室检验系统设立技术成果奖是非常必要和有意义的。一方面，能调动技术人员的工作积极性和创造性，提高其自身的业务水平和技术能力，为检验系统目标和任务的完成奠定良好的人力资源和技术基础；另一方面，也是对其工作积极性和创造性的肯定和鼓励，对其他人员产生激励作用，有利于检验系统人员整体素质的提高。

第三节　化验室管理

学习目标

1. 了解“7S”管理的基本概念、特点、基本要求及应用。
2. 掌握化验室管理的内容、方法、目标和特性。
3. 能针对化验室实施相应的管理。

一、化验室管理的定义和内容

1. 化验室管理的定义

化验室管理就是指化验室的管理者通过组织、领导、控制等职能来协调、引导组织及成员有效和有秩序地开展化验室工作，实施计划，以充分利用人、财、物、技术和信息等各种有形的、无形的资源，高效率、高质量地实现化验室工作目标的过程。

2. 化验室管理的内容

（1）人员管理

化验室人员的组织管理包括人员的选配、使用、考核、提拔、机构和人员组合的优化等。

（2）设备的管理

化验室仪器设备是化验室检验系统的要素之一。仪器设备的优劣，是影响检验系统分析检验能力的重要因素，也直接关系到能否实现检验系统的任务和目标。对化验室仪器设备的管理，首先是使仪器设备的型号和性能达到分析检验方法或分析检验规程的要求；保证仪器设备的正常运行；促进各类仪器设备相互弥补、协同工作，发挥其最大的使用潜能；以最小的投入和运行成本，实现化验室检验系统的目标。

1）仪器设备管理的范围。根据仪器设备的单价，把化验室仪器设备分为低值仪器设备、一般仪器设备和大型精密仪器设备。在仪器设备管理中，重点是加强耐用期一年以上且非易损的一般仪器设备和大型精密仪器设备的管理，对这些仪器设备，不管它们的来源如何，都应列为固定资产进行专项管理。

2）仪器设备管理的任务。化验室仪器设备管理的任务是确保满足化验室分析检验、技术改造和新产品试验等工作对仪器设备的需要。所以，从仪器设备的购置、验收到使用、维修直至报废的整个过程中，应加强仪器设备的计划、日常事务、技术、使用和经济等方面的管理工作，最大限度地发挥仪器设备的使用价值和投资效益。

（3）安全管理

化验室安全管理包括安全教育、事故防范、安全防护等。

（4）质量管理

化验室工作质量管理包括化验室自身工作质量、化验室在企业产品质量管理方面的作用等。

（5）效益管理

化验室效益管理包括组织效率以及由此带来的直接经济效益和社会效益。

二、化验室管理原则

1. 管理要有明确的目的性、全面性和层次性，要注意处理好组织中的主系统和子系统的关系。

2. 管理是一个封闭体系，任何管理过程中的指挥、执行、监督、信息的接收和反馈，都必须形成闭路循环。

3. 管理的关键在于人，组织的关键在于人，做好人的管理，则组织目标的实现便已成功了一半。正确运用思想教育、竞赛、评比、适当的奖惩等手段，对提高人们的主观能动作用有积极意义。

4. 管理的最终目标是提高组织的效益，包括组织效益以及由此带来的直接经济效益和社会效益，都是管理者实施管理所追求的最终目的。

三、化验室“7S”管理方法

1.“7S”管理概述

“7S”管理起源于日本的家族式企业的“5S”现场管理，其起点是经常性地对生产场地进行现场整理，营造一个整洁舒爽的工作环境，进而推动工作人员素质的提高，并促进公司（企业）效率的不断提高。

“7S”的含义是整理（Seiri）、整顿（Seiton）、清扫（Seiso）、清洁（Seikeetsu）、素养（Shitsuke）、安全（safety）、节约/速度（saving/speed）7个词的罗马拼音第一个字母缩写。开展以整理、整顿、清扫、清洁、素养、安全、速度/节约为内容的现场管理活动，称为“7S”管理。其核心和精髓是素养；“7S”活动是“5S”活动（整理、整顿、清扫、清洁、素养）的延伸，现已在我国企业中广泛推行。“7S”活动的对象是现场“环境”，目的是根据生产现场环境制定并落实可操作性的管理方案和措施，促进规范化管理，提升人员素养，提高工作质量和产品质量。

2.“7S”活动实施的内容、要点和目的

（1）整理

整理是指把要与不要的事、物分开，再将不需要的事、物加以处理，这是开始改善生产现场的第一步。

实施要点是首先，将生产现场的各种物品进行分类，区分什么是现场需要的和不需要的；其次，对于现场不需要的物品，如用剩的材料、多余的半成品、切下的料头、切屑、垃圾、废品、多余的工具、报废的设备、工人的个人生活用品等，要立即清理出生产现场；最后，对各个工位或设备的前后、通道左右、厂房上下、工具箱内外都要彻底清理，做到现场无不用之物。做好这一步是树立良好作风的开始，日本某公司提出口号：“效率和安全始于整理!”

目的是改善作业环境和增加作业面积；现场无杂物、行道通畅、提高工作效率；消除混放、混料等差错事故；减少库存、节约资金。

（2）整顿

整顿是把需要的物品加以定量、定位，对生产现场需要留下的物品进行合理的布置和摆放，以便用最快的速度取得所需之物，在最简捷的流程下完成作业。

实施要点是确定合理的放置场所、地点。放置方法做到标准化：遵循人的行为规律和习惯摆放物品；根据物品的使用频率，常用物品放近处，不常用物品放远处；实行区域化、色系化管理，物品摆放目视化，将各类物品画线定位，用不同颜色做好标识。

目的是使工作场所整洁明了，一目了然，减少取放物品的时间，提高工作效率，保持工作区井然有序。

（3）清扫

清扫是指把工作场所打扫干净，清除生产过程中产生的灰尘、油污、铁屑、垃圾等脏物，营造一个明快、舒畅的工作环境。

实施要点是划分责任区，自己的工作区域、自己使用的物品如设备、工具等要自己清扫；对设备清扫并同设备的点检和保养结合起来；清扫过程中发现有油水泄漏等异常状况发生时必须立即查明原因，并采取措施加以改进。

目的是营造一个良好的工作环境，使员工保持良好的工作情绪，提高工作质量和效率，提升产品品质。

（4）清洁

清洁是指整理、整顿、清扫之后要认真保持和维护清洁，消除发生事故的隐患，使现场保持完美和最佳状态。

实施要点是要坚持不懈地落实“3S”工作，将“3S”的做法规范化、制度化；只有在清洁的工作场所才能产生高效率，生产高品质的产品；清洁是一种用心的行为，千万不要只做表面文章；清洁是一种随时随地的工作，而不仅是上下班前后的工作。物品需要清洁，现场工作人员同样需要清洁；工作人员不仅要做到形体上的清洁，而且要做到精神上的清洁。

目的是维持和巩固“3S”活动成果，长期保持良好的工作环境，不断提高工作质量和产品品质。

（5）素养

素养即教养、涵养，是现场工作人员遵章守纪，执行标准，自己动手，营造一个整齐、清洁、方便，舒适、安全的工作现场，养成良好的风气和习惯。将素养的养成教育贯穿“7S”活动全过程，逐步完善员工个人及集体形象，对于促进现场管理，不断提高现场综合管理水平是一项治本措施。“素养”是“7S”活动的核心。

实施要点是经常开展职业道德及美学教育，提高员工素养意识。如敬业、责任、合作、创新等方面的职业基准教育、文明礼仪等教育；制定并严格执行现场管理行为规范、标准化作业流程；强化自我管理意识，提高自我管理能力。

目的是通过提高素养让每一位员工成为自觉遵章守纪，具有良好工作习惯和作风的人。营造团队精神，增强凝聚力，保证“7S”活动长期有效开展。

（6）安全

安全是清除现场安全隐患，排除险情，预防事故的发生，保障工作人员生命财产及组织财产的安全，创造一个零故障、零事故的工作场所。

实施要点是要建立健全各项安全管理制度及安全操作规程；强化安全教育，提高工作人员的安全防范意识；提高工作人员的操作技能及应对意外事故的能力；全员参与，经常排查，消除隐患，重视预防。

目的是保障员工的生命财产安全，保证生产工作安全、连续、有序地进行，并减少因事故而带来的经济损失。

（7）节约

节约是合理利用时间、空间、能源等，发挥其最大效能，创造一个高效率的、物尽其用的工作场所。

实施要点是从小事做起、从自我做起，如从节约一滴水、一度电做起；制定并严格执行科学合理的物资领用和管理制度；提高工作人员的工作质量和效率；开展技术创新，节能降耗。实施时坚持以下观念：以主人翁的心态对待企业的资源，能用的东西尽可能利用，勿随意丢弃，丢弃前要考虑其剩余的使用价值。

目的是物尽其用、节能降耗、降低成本、提高效益。

“7S”管理内容简介见表1—3—1。

表1—3—1　　　　　　“7S”管理内容简介

内　容	口　诀	含　义	着眼点
整理	要与不要 一留一清	区分必要物、不要物 处理不要物	节约空间 简化现场
整顿	合理放置 清晰表识	四定：定数量、定位置、定方法、定标识 三易：易见、易取、易还	节约时间 提高效率
清扫	清扫环境 擦拭检查	工作场所的清扫 设备的擦拭、检查	环境整洁 设备良好
安全	预防事故 消除隐患	安全检查、整顿、训练 安全事故分析与预防	没有隐患 长久安全
清洁	制定制度 检查评比	“7S”活动标准化 “7S”检查常态化	巩固成果 维持清洁
素养	养成习惯 主动改进	养成遵守规范的好习惯 提升自我管理和改善的能力	团队精神 企业文化
节约	树立意识 变成自然	树立节能降耗的意识 增加班组的经济效益	一点一滴 履行节约

3．推行“7S”管理的作用和意义

（1）提高产品品质

1）干净、整洁的作业场所，可以有效地避免灰尘、杂物和垃圾等不良因素对生产、设备、设施和产品的干扰，从而为产品质量的稳步提高打下良好基础。

2）干净、整洁的工作环境，有助于员工克服马虎心态，养成认真工作的习惯，可有效地提高工作质量。以及与此同时确立的有条不紊的生产秩序，对保障生产安全具有重要意义。

（2）降低生产（或服务）成本

1）提高场地利用率。

2）减少库存量，降低资金占用率。

3）减少不良产品的产生。

4）减少动作浪费，提高工作效率。

5）减少故障发生，提高设备运行效率。

6）减少事故损失，避免额外开支。

均对降低生产成本，提高企业经济效益产生良性影响。

（3）确保按期完成任务

高效率和高品质地完成工作任务，是对客户委托的最好回报。

（4）改善员工的精神面貌

干净整洁、温馨舒适的工作环境，能够使员工增加信心、产生自豪感，同时可以增强企业的凝聚力，团结员工争取更大的经济效益。

（5）减少事故，改善企业生产安全状况

干净整洁的工作场所，摆放井然有序的物品，畅通的通道，为避免事故发生（或事故后的紧急疏散）打下良好基础。精神饱满、态度严谨、认真有序的工作人员不但可以最大限度地避免发生错误的操作，还可以及时发现设备等的不安全状态并予以纠正。这些都是企业（或部门）实现安全生产（工作）的坚实基础。

（6）改善和提升企业形象

干净整洁、有条不紊、安全舒适的工作场所，精神焕发、仪容整洁、勤奋工作的员工，加上品质优良的产品加工（或服务），高效率的管理和生产成果等，都是企业（或部门）良好形象的具体体现，为争取客户、社会对工作的信赖发挥无可替代的作用。

（7）将“7S”活动纳入岗位责任制，实现全员、全过程、全方位的管理

推行“7S”管理，不但促进了文明的企业形象的构建，还将有力地推进企业的内部结构和营运效率的不断改善，不断提高现场管理质量。

4. “7S”管理的特点

（1）简单、容易推行

1）直观化，不需要什么“高深理论”。

2）员工自身是最大的受益者，容易成为员工的自觉行动。

（2）由浅入深，不影响日常生产和工作

1）可以在日常生产工作一般清洁整理的基础上进行。

2）效果显现，边整改边显效，整改所花费的时间可以容易地从效果中得到弥补。

（3）持之以恒，成效彰显

1）“7S”管理依靠员工的自觉行动和习惯，需要时间培养和形成。

2）“7S”管理一旦深入人心，并成为持续行动，就会不断进步。

（4）具有宽阔的兼容性，不排斥其他管理方法

“7S”管理是从条理化入手的基础管理方法，与所有的科学管理方法都没有抵触，也不会产生相互干扰影响其他管理方法推行的问题。

实际上原始的“7S”管理中就已经大量融入了各种可以利用的管理方法和管理工具。

5. 实施“7S”管理的基本要求

（1）坚持不懈

实施“7S”管理必须形成员工的自觉行动和习惯，长期坚持可以形成良好的企业文化氛围。

（2）人人参与

良好的企业文化必然源于大多数人的意愿，员工的自觉行动也自然需要全员参与。

（3）不断改进

人的良好习惯需要培养，一个好的管理也需要培养。从表入里，逐步深入，脚踏实地，扎实稳妥。

（4）实事求是，朴素无华

“7S”是一种基础管理方法，基本出发点和基础思维是通过经常性地对生产操作现场进行整理整顿，并养成良好习惯，造就一个清洁、整齐、有序的作业环境，从而促进生产、促进员工精神面貌的不断改观、促进其他管理措施的落实。“7S”管理是依靠深入员工心里实现效果的管理，任何虚华、浮躁的作为都将影响员工自觉行动的士气，不利于良好习惯的培养和形成，甚至形成一阵风。

"7S"管理是一种行之有效的现场管理方法，是现代企业推行 ISO 9000、ISO 14000 等系列管理工程、建构管理基础的方法之一。

6. "7S"管理在化验室管理中的应用

（1）化验室是企业的重要构成部分，企业管理可以使用的方法在化验室管理中同样适用。

（2）化验室管理不是企业管理的简单微缩，由于场地相对狭小，很多时候需要在同一工作位置交叉进行多项目的分析化验，通过"7S"方法可以使它们进行得更加条理化和系统化。

（3）结合 ISO 9000 建立化验室质量体系等质量文件编制工作，"7S"管理的项目看板（显示项目工作程序和要求的看板）等将可以大显身手。

必须注意，"7S"管理只是一种基础管理，实行"7S"管理，并不能代替现代科学的企业管理的其他管理方法。试图通过"7S"管理就实现企业管理现代化、实现企业建设和发展目标，不但是不现实的，而且可能影响企业接受新的先进管理模式和科学技术，不利于企业的进步和市场竞争，也不利于国家的经济发展。

由于现代管理科学（不管属于什么学派）在管理对象、管理目的和基本管理流程等方面具有一致性，对于一个具体的管理者而言，无须拘泥于自己的管理方法来源于哪一个学派，关键在于切合实际、在于实现组织目标。

常用的管理方法和管理技术，如预测技术、决策技术、线性规划、网络技术、信息反馈等，只要能取得成效，都可以博采众长，为我所用，在化验室管理中加以吸收运用。

化验室的组织结构和人员配备工作一旦完成，化验室的组织过程便告结束，化验室组织管理便进入对化验室组织机构的管理，使化验室正常运作。

四、化验室管理的目标和特性

1. 化验室管理的目标

化验室管理的目标必须服从企业发展的总方针。通过科学的管理，以尽可能少的投入，建设一个高水平的化验室，高质量、高效率并安全地为企业的生产和科研开发服务，促进企业产品质量的稳定和提高，争取尽可能大的经济效益和社会效益。

（1）将化验室内的人、财、物、信息等要素有机地结合起来，以开展各种相应的化验活动。

（2）配合企业管理，履行化验室职能，对企业产品的生产进行质量检验和质量管理工作，促进产品质量的稳定和提高。

（3）不断学习、引进、吸收消化并运用先进的分析化验技术，提高化验室检验水平和人员的技术业务技能。

（4）安全、高效率，充分发挥化验室的人、财、物的作用，以尽可能少的投入，争取尽可能大的效益。

（5）不断优化化验室结构和化验室人员组合，不断促进自我完善和技术进步，以适应世界科学技术发展和企业技术进步的要求。

2. 化验室管理的特性

（1）化验室管理的系统性

现代管理科学认为凡是由两个以上相互联系、相互作用的要素组成的，具有一定的结构、层次和功能的有机整体都是系统。在系统内，各个组成要素既有其独立性（各自的时空、结构和功能，各自的活动方式和运动规律），又有其相关性（包括其内在的联系及对外部的联系）；同时，系统的运行又离不开其自身的有序性的系统结构，从而使系统的运行具有多样性和复杂性。

化验室是一个在企业内具有特殊地位的系统，具有与企业内部的其他系统不同的要素和特点，化验室的整体活动特性也有别于企业内的其他系统，因此对化验室的管理必然与对企业内的其他系统有所区别。

从整体观念出发，对化验室的管理必须对化验室的总体乃至各个要素，实行综合的、科学的管理，要统筹兼顾，不要顾此失彼。在具体管理工作中，则要不断吸收先进的管理思想和运用先进的管理手段，促进化验室系统不断自我完善和优化。

(2) 化验室管理的综合性

化验室隶属于企业，却进行着与企业生产完全不同的工作科学实验；化验室进行的科学实验是为企业的生产提供控制信息和进行监督，又使化验室有别于一般的实验室，而化验室却又具有与一般实验室相似的结构和系统装备；化验室的职能又使它在运行中，与企业内、外、上、下的各个方面发生多方面和多层次的联系。由于化验室具有特殊地位，随着人们对社会商品质量要求的不断提高，化验室的工作已经逐步超越企业界限。

另一方面，化验室麻雀虽小，却五脏俱全，要求化验室的管理者不但需要具有一般的管理知识，还要掌握一定程度的化学、物理和安全防护等自然科学技术的知识和技能，化验室工作的综合性需要综合的管理。

第四节 化验室检验系统

学习目标

1. 了解分析检验全过程和分析工作者的任务。
2. 掌握化验室检验系统的构成要素及构建。

一、化验室检验系统

化验室检验系统的基本要素是由化验室检验系统的构成要素和化验室检验系统的构建两个方面组成的。

1. 化验室检验系统的构成要素

化验室检验系统是整个化验室组织系统的重要组成部分，是根据不同的检验项目，结合相应的检验技术和检验条件，构成一个与检验的性质、任务和要求相符合的检验技术环境，由检验系统中的各类人员有组织地进行检验活动和管理工作，从而完成其系统的目标和任务。检验系统实际上是化验室组织系统的子系统，它的构成要素包括系统的人力资源、仪器设备与材料、化验室管理信息和文件资料。

当检验系统的各基本要素都达到预先设计的要求时，通过系统内人员的管理和分析检验工作，就可以了解产品在整个生产中的形成过程，获得关于产品质量及其变化情况和影响因素等多种信息。为生产工艺过程的控制、保证产品的最终质量提供科学和有效的依据。这是化验室的主要职能，是检验系统的目标和任务。

2. 化验室检验系统的构建

化验室检验系统的构建应主要根据化验室所要进行的分析检验项目，选择或建立相应的分析检验方法或分析检验操作规程，确定所需要的仪器设备、化学试剂和其他一些必需的材料，最后确定需要的人力资源。

分析检验项目包括生产所用的原材料和辅助材料的检验项目、为控制生产工艺过程而进行的半成品检验项目、产品分析检验项目、技术改造或新产品试验等科学研究工作所需进行的检验项目。分析检验方法或分析检验操作规程属于国际认证标准、国家标准、行业标准等，属于化验室的技术资料范畴。仪器设备包括计量和检测的一般仪器设备、大型精密仪器设备及化验室的计算机系统。化验室检验系统人力资源，主要包括多专业各层次的技术人员、少数的管理人员和其他的辅助人员。

构建化验室检验系统时，应充分注意系统各基本要素的有机匹配，在选择或建立相应的分析检验方法或分析检验操作规程时，以满足生产工艺指标或原辅材料及产品执行标准的要求为准。在选用检验仪器设备时也是如此，不要盲目地追求高新仪器设备。人力资源应从专业结构、技术职务结构和年龄结构等方面进行合理的配置；发挥化验室检验系统功能的同时，使化验室检验系统的运行成本较低。

二、分析检验全过程和分析工作者的任务

1. 分析检验全过程

（1）取样（从批量的物料中采取少量有代表性的试样，并将试样处理成可供分析的状态）。

（2）样品处理（包括试样的溶解、必要的分离等）。

（3）对指定成分进行定性和定量测定或捕捉、识别和研究试样中原子、分子的种类、数量、结构以及结合状态等各种信息。

（4）计算和报告分析结果。

2. 分析工作者的任务

分析主要包括定性分析和定量分析。定性分析的任务是检测物质中原子、原子团、分子等成分的种类；定量分析的任务是测定物质化学成分的含量。分析检验工作者的核心任务是完成对原辅材料、半成品和产品的理化检验，即依据被检验物质的物理性质、物理化学性质或化学性质对被检验样品进行物理常数、化学组成等分析检验，从而确定其是否符合生产工艺指标或质量标准的要求，为指导和控制生产正常进行、原辅材料和产品质量的确认提供依据，为技术改造或新产品试验等科研工作提供服务。

思考练习题

一、填空题

1. 化验室的基本要素包括________、________、________、________、________五个方面。

2. 化验室的功能包括________、________、________、________四个方面。

3. 化验室规模，要从实际出发，________规划，________设置，要做到________、仪器设备、________与________协调发展。

4. 化验室系统一般设置________、________和________，构成一个三级检验体系。

5. 中控化验室是指设置在________或________的化验室。

6. 化验室权力范围是指________。

7. 化验室人员配置需要考虑的三个方面内容是________、________和________。

8. 化验室的专业工作室大致可以分为以下九种：________、________、________、________、________、________、________、________、________。

二、选择题

1. 根据化验室水平和化验室工作质量的差异，我国现有的化验室可分为（　　）。

A. 两种层次　　B. 五种层次　　C. 六种层次　　D. 三种层次

2. 适应化验职业工作的身体条件有（　　）。

A. 身体健康，能够胜任日常分析化验工作

B. 无色盲、色弱、高度近视等可能影响分析化验工作的进行及检验准确度的眼疾

C. 无与准确检验、测试工作要求不相适应的其他疾病或者身体缺陷

D. 无任何条件

3. 化验室人员组织管理的基本职能是（　　）。

A. 领导　　B. 组织　　C. 协调　　D. 无任何职能

4. 化验室人员组织管理的基本原则是（　　）。

A. 效能原则　　B. 能位原则　　C. 激励原则　　D. 沟通原则

5. 实施“7S”管理的基本要求是（　　）。

A. 坚持不懈　　B. 人人参与　　C. 不断改进　　D. 实事求是，朴素无华

三、判断题

1. 化验室按主要使用的分析检验方法分类可分为化学分析检验室和仪器分析检验室。（　　）

2. 化验室按功能分类可分为中控化验室和中心化验室。（　　）

3. 中控化验室的作用是为了监控生产过程中的中间产品、半成品和成品的质量。（　　）

4. 中控化验室是指设置在生产车间或班组中的化验室。（　　）

5. 化验室人员配置是依据企业的组织目标要求进行合理配置。（　　）

6. 化验室的规模应根据企事业组织的目标进行设计和规划。（　　）

7. 化验室仪器设备的配置主要根据所承担的检验任务及性质来进行。（　　）

8. 化验室组织机构可根据企业规模和企业目标不同有多种形式。（　　）

9. 化验室组织与管理课程的研究对象是化验室管理体系。（　　）

四、简答题

1. 中控化验室和中心化验室在功能、职责、职能方面有哪些区别和联系？

2. 化验室应具有哪些权力？举例说明。

3. 化验室组织系统的职能是什么？完成这些职能需要什么基本条件？

4. 检验人员的主要职责有哪些？

5. 简述计量管理员的职责。

6. 化验室为什么需要管理？主要的内容有哪些方面？

7. 如何理解化验室检验系统定义的内涵？依据什么来构建化验室检验系统？同时应该注意哪些问题？

8. 如何构建化验室检验系统的人力资源？

9. 什么是“7S”管理，如何运用于化验室日常管理工作？

第二章　化验室设计与管理

第一节　化验室设计概述

学习目标

1. 了解化验室设计的主要内容和化验室的建筑要求。

2. 掌握化验室建筑设计的过程，掌握化验室设计方案要求，掌握化验室的平面布置。

化验室的设计包括新建、扩建和改建。化验室是分析检验人员从事各领域分析检验工作的场所，是许多企业及科研院所必备的组成部分。化验室设计要综合考虑化验室的总体规划，合理布局和平面设计，选购合适的仪器设备，以及供电、供水、供气、通风、空气净化、安全措施、环境保护等基础设施和基本条件。安全、效率、舒适是理想化验环境的三大要素，也是化验室建设的宗旨。

从制定和提出化验室的总体规划到建成使用，一般包括编制计划任务书、选择和勘探基地、设计、施工，以及交付使用后的回访等几个阶段。化验室的建筑设计施工必须遵守国家有关法律法规，本着以人为本、坚持科学、合理先进、实用节约的原则，体现标准化、智能化、人性化的特点。

一、化验室设计的主要内容

1. 化验室建设规划

化验室建设规划的主要内容如下：

（1）建设单位名称，如某研究所、学院、工厂。

（2）建设项目名称，如某化验楼、化验楼、研究楼。

（3）建设性质，如新建、扩建或改建。

（4）建设地点及用地，即工程项目取得同意的具体位置，并说明批准同意的征用土地的来源、范围和面积。

（5）建设的目的、依据及规模，即说明为什么要建设此项目，主要解决什么问题，科研任务有哪几方面，发展的规模如何。

（6）人员编制，即现有人员编制及核定的人员编制，新建、扩建的单项工程的增加人员控制数。

（7）建筑物要求及内容，如结构形式、层数、建筑标准以及各种工程管网的类型。

（8）抗震、防空措施，即按抵抗几级地震强度、人民防空工程等级及战时用途设防，人防工程的建筑面积。

（9）公害处理，即对废气、废水、废物、噪声、辐射、振动等的处理措施。

（10）设备，建设项目价值在两万元以上单件设备，要分别列出清单。

（11）建筑面积，包括新建化验室的总建筑面积；单项工程的建筑面积。

（12）投资。分类列出各种用房的每平方米单价和控制造价。

（13）建议要求设计时间、施工日期以及交付使用的日期。

2. 化验室设计内容

化验室的设计一般包括化验室建筑设计、结构设计和设备设计等。建筑设计要依据主管部门有关建设任务使用要求、建筑面积、单方造价和总投资批文、国家有关部门有关设计定额和指标、工程任务书、城建部门同意设计的批文，向设计单位委托设计工程项目。设计人员根据上述设计的有关文件，通过调查研究，收集必要的原始数据和勘探设计资料，综合考虑总体规划、基地环境、功能要求、结构施工、材料设备、建筑经济以及建筑艺术等多方面的问题，进行设计并绘制成化验室的建筑图样，编写主要设计意图的说明书与图样，编写各化验室的计算书、说明书以及概算和预算书。

3. 化验室的平面系数（*K* 值）

在设计过程中经常碰到总建筑面积、建筑面积、辅助面积及平面系数等指标。总建筑面积是指几幢化验楼建筑面积之和。建筑面积为一幢化验楼各层外墙外围的水平面积之和（包括地下室、技术层、屋顶通风机房、电梯间等）；使用面积是指实际有效的面积；辅助面积是指大厅、走廊、楼梯、电梯、卫生间、管道竖井、墙厚、柱子等面积之和。平面系数 = 使用面积/建筑面积（使用面积 = 建筑面积 − 辅助面积）。

二、化验室建筑设计的过程

化验室建筑设计一般分为设计准备、初步设计、技术设计和施工图设计等几个阶段。

1. 设计准备

（1）熟悉设计任务书

1）说明化验室建设项目总要求和建造目的。

2）各化验室的具体使用要求、建筑面积以及各类化验室之间的面积分配。

3）化验室建筑的总投资和单方造价，并说明土建费用、房屋设备费用以及道路等室外设施费用情况。

4）化验室基地范围、大小，周围原有建筑、道路、地段环境的描述，并附有地形测量图。

5）供电、供水和采暖、空调等设备的要求，并附有水源、电源接用许可文件。

6）对废气、废水、废物、噪声、辐射、振动等公害的技术处理要求。

7）设计期限和化验室项目的建设进程要求。

（2）收集设计原始数据

1）公用设施（如上下水、电、煤气等）使用的许可证明。

2）地形图（1∶5 000 或 1∶10 000）及当地城建部门批准发给的地形图（1∶500 或 1∶1 000）。

3）气象资料。所在地区的温度、湿度、日照、雨雪、风向和风速，以及冻土深度等。

4）基地地形及地质水温资料。基地地形标高、土壤种类及承载力，地下水位以及地震烈度。

5）电源、地区工业情况，有无有害气体、爆炸和噪声等。

6）设计项目的有关定额指标。国家或所在省市地区有关化验室设计项目的定额指标，例如化验室的面积定额、建筑用地、用材等指标。

（3）设计前的调查研究

1）各化验室的使用要求。

2）建筑材料供应和结构施工等技术条件。

3）基地勘探。

4）当地经验和生活习惯。

2. 初步设计

初步设计的主要任务是提出设计方案，经过专家论证、审核、比较，提出一个实施方案或兼顾几个方案的优点进一步做出修改而获得较为满意的设计方案。

（1）建筑总平面比例尺1:500～1:2 000（化验室在基地上的位置、标高以及基地上设施的布置和说明）。

（2）各层平面及主要剖面、立面、比例尺1:100～1:200（标出各化验室的主要尺寸，化验室的面积、高度以及门窗位置，部分化验室室内用具和设备的布置）。

（3）说明书（设计方案的主要意图，主要结构方案及构造特点，以及主要技术经济指标等）。

（4）建筑概算书。

3. 技术设计

（1）技术设计是在初步设计的基础上，进一步确定各化验室之间的技术问题。

（2）技术设计的内容为各化验室相互提供资料、提出要求，并共同研究和协调编制拟建各化验室的图样和说明书，为各化验室编制施工图打下基础。

（3）技术设计的图样和设计文件，要求化验室建筑的图样标明与技术工种有关的详细尺寸，并编制化验室建筑部分的技术说明书，结构工种应有化验室结构布置方案图，并附初步计算说明，仪器设备也应提供相应的设备图样及说明书。

4. 施工图设计

确定全部工程尺寸和用料，绘制化验室建筑、结构、设备等全部施工图样，编制化验室工程说明书、结构计算书和预算书。

5. 化验室的建筑施工和验收

化验室建筑由具有注册资格的建筑施工队伍施工，应符合国家建筑法规和施工规范。化验室的建筑必须经过验收才能投入室内装修和使用，化验室的建筑验收必须符合国家的标准规范，应邀请化验室负责人和有关工程技术人员参加。

在建筑施工过程中，应适时进行现场检查，避免完工后再拆修，既可能造成浪费，还可能影响建筑物的功能。化验室建筑验收完成以后，必须由合格的施工队进行室内装修整饰，并安装工程管网和各种辅助设施，以便化验台、架和仪器设备定位和投入运行，发挥化验室的功能。化验室室内装修整饰、工程管网及各种辅助设施的安装工程，完工后同样必须经过验收，才能进行室内布置。

正式投入运行后，化验室的基建工作才真正完成。化验室建设的所有图样、资料均应妥善保存。

三、化验室设计方案要求

1. 化验室名称

（1）房间名称

根据化验室功能设置不同的化验室，如仪器化验室、光谱化验室、储存室及纯水室等。

（2）化验室房间数量

明确每一类化验室的房间需要几间。

（3）房间面积

房间面积大小与建筑模数（建筑模数详见四、4.）有关，应根据当地的施工条件，决定采用何种模数及何种结构、形式比较符合实际。如采用模数为6 m×7 m的柱网，则每间使用面积可填40 m^2。

（4）房间要求

房间要求是指化验室本身的要求。有的要求一般清洁；有的要求洁净，进行化验时要求房间内空气达到一定的洁净要求；大多数化验室要求耐火、安静，如消音室、录音室等。

2. 化验室建筑要求

（1）位置的要求

楼层：设备重量较大或要求防震，可设置在底层。有的化验室要求洁净、安静，应尽量放在高层。朝向：有些辅助房间或化验室本身要求朝北，多数化验室要求朝南。

（2）室内尺寸的要求

如按建筑模数排列各化验室，就按模数的倍数填写长、宽、高。如化验室要求空气调节设备必须吊顶，则层高就相应地要增加。有些化验室属于特殊类型的，则采用单独的尺寸。

（3）门的要求

内开，门向房间内开；外开，门向房间外开；主要设置在有爆炸危险的房间内；个别要求双向弹簧，有的要求单向弹簧或推拉门；自动门，大门口要求自动门；隔声，有的化验室要求安静，需设置隔声门；保温，如冷藏室要求采用保温门；屏蔽，防止电磁场的干扰而设置屏蔽门。

（4）窗的要求

开启，指向外开启的窗扇；固定，有洁净要求的化验室可以采用固定窗，以防止灰尘进入室内；部分开启，在一般情况下窗扇是关闭的，用空气调节系统进行换气，当检修、停电时，则可以开启部分窗扇进行自然通风；密闭，窗扇可以开启，但又要防止灰尘从窗缝进入，故采用密闭窗；双层窗，在寒冷地区或空调要求的房间采用；遮阳，根据化验室的要求而定，有时需用水平遮阳，有时需用垂直遮阳，也可以采用窗帘、百叶窗等遮阳。

（5）墙的要求

一般要求：可以冲洗，有的墙面要求清洁，可以冲洗；墙裙高度，离地面1.2～1.5 m的墙面做墙裙，便于清洁；保温，冷藏室墙面要求隔热；耐酸碱，有的化验室在化验时有酸碱气体逸出，要求设计耐酸碱的油漆墙面；吸声，化验时产生噪声，影响周围环境，墙面要用吸声材料；消声，化验时避免声音反射或外界的声音对化验有影响，墙面要进行消音设计；屏蔽，外界各种电磁波对化验室内部化验有影响，或化验室内部发出各种电磁波对外界有影响；色彩，根据化验室的要求和舒适的室内环境选用墙面色彩，墙面色彩的选用应该与地面、平顶、化验台等的色彩相协调。

(6) 地面、屋顶的要求

一般要求：清洁；干燥；隔声；防滑；防静电；防放射性污染；防震，化验本身所产生的振动，要求设置防震措施以免影响其他房间，另一种是化验本身或精密仪器本身所提出的防震要求；架空，由于管线太多或架空的空间作为静压箱，设置架空地板，并提出架空高度。

不吊顶，一般化验室不吊顶；吊顶，在化验室的顶板下再吊顶，一般用于要求较高的化验室。

(7) 化验台、壁橱的要求

化验台分岛式化验台（化验台四边可用）、半岛式化验台（化验台三边可用）。要求化验台的长、宽、高的尺寸。

固定壁柜，一般设置在墙与墙之间，是不能移动的柜子。

(8) 通风柜要求

化验室常利用通风柜进行各种化验，根据化验要求提出通风柜的长度、宽度和高度。

3. 化验室结构

化验室的结构根据荷载性质分为恒载和活荷载两类。恒载是作用在结构上的不变的荷载，如结构自重、土重等；活荷载是作用在结构上的可变荷载，如各楼面活荷载、屋面活荷载、屋面积灰荷载、雪荷载及风荷载等。

地面荷载是指底层地面荷载，即每平方米的面积内平均有多少千克的物体。楼面荷载是指二层及二层以上的各层楼面活荷载。屋面荷载即屋面上是否要上人，雪荷载有多少等。

特殊设备附加荷载即有的化验室内如果有特别重的设备，必须注明设备的重量，尺寸大小以及标明设备轴心线距离墙的尺寸。

防护墙密度是指有 γ 射线化验装置的建筑物，防护墙材料的选择以及其墙厚度的尺寸均应根据化验室的不同要求仔细地考虑。如采用普通混凝土，其密度为 $2.3\ t/m^3$。

地基钻探资料：在设计阶段，必须提供地基钻探资料，以便根据钻探资料进行基础设计。

抗震要求：拟建化验室的地区是否属于抗震区，抗震的等级。

4. 采暖和通风

(1) 采暖

蒸汽系统是指采用蒸汽供暖的系统；热水系统是指采用热水供暖系统；温度即房间采暖的温度为多少摄氏度。

(2) 通风

自然通风是不设置机械通风系统；单通风是指靠机械排风；局部排风如某一化验室产生有害气体或气味等需要局部排风。在有机械排风要求时，最好能提出每小时换气次数。

5. 气体管道

根据需要选用气体管道，有些化验室需要量大的应必须注明。气体管道分为氧气、真空、压缩空气及城市煤气等。

6. 给、排水

(1) 给水

冷水即城市中的自来水或采用地下水；热水供应问题，根据化验要求提出全部化验室采用，还是局部化验室采用，或是采用快速加热器来解决；去离子水，有些化验室需要去离子水；冷热水分开系指对水龙头的要求；冷热水混合系指对水龙头的要求。

有些化验要求较高，要有一定的水压。如果有的城市水压不够，要设置屋顶水箱。

（2）排水

水温度是指化验时排出的水的温度为多少摄氏度；排水中若有酸性或碱性物质，应说明其浓度为多少，数量为多少；排水中若有放射性物质，要注明有多少种放射性物质，其浓度为多少。

设置地漏，即化验室的地面上设置的一个排水口，也可不设置。

7. 电气

（1）照明

日光灯；白炽灯或安全照明；要求工作面上有多少照明（勒克斯）；事故照明系指万一发生危险情况时需要事故照明；明线即电线采用外露形式的；暗线即电线采用暗装形式的。

（2）设备用电

工艺设备用电量（kW）按每台设备的容量提出数据；供电电压（V）要求电压是多少；单相插座（A）要求插座的安培是多少；三相插座（A）要求插座的安培是多少；特殊设备如电幕、电梯、传送带等的用电要求；供电路数是指根据化验的重要性，提出供电要求（指不能停电、要求电压稳定、频率稳定等）。

装设电话分机，是否每间化验室都要设电话分机；装设程控电话；装设电钟插座；装设闭路电视系统；广播。

8. 防雷

化验室建设地点的雷击情况要调查清楚，提出防雷要求。

9. 化验室公害

化验室公害是指化验过程中产生的公害。噪声，化验时产生噪声，最大分贝是多少；振动，属于低频、中频或高频；臭味，化学化验时会产生臭味，有哪些臭味；辐射，化验时产生的α、β、γ射线等；废气，化验时产生哪些废气，包括种类及数量；以及磁场；灰尘；细菌；蒸汽等。

10. 常用化验室的基本要求

任何化验室都要求室内阴凉、通风良好、不潮湿、避免粉尘和有害气体侵入，并尽量远离振动源、噪声源等。不同功能的化验室由于化验性质不同，对环境也有特殊的要求。

（1）天平室

1）天平室设置应避免阳光直射。不宜靠近窗户安放天平，也不宜在室内安装暖气片及大功率灯泡（“冷光源”照明），以免因局部温度的不均衡影响称量精度。

2）天平室工作温度为18～26℃，温度波动不大于0.5℃/h，相对湿度50%～75%。天平室安置在底层时应注意做好防潮工作。使用电子天平的化验室，天平室的温度应控制在(20±1)℃，且温度波动不大于0.5℃/h，以避免温度变化对电子元件和仪器灵敏度的影响，保证称量的精确度。

3）有无法避免的振动时应安装专用天平防震台。当环境振动影响较大的时候，天平宜安装在底层，以便于采取防震措施，但应注意做好防潮工作。天平室只能使用抽排气装置进行通风。

4）天平室应专室专用，即使是其他精密仪器，安装时也须用玻璃屏墙分隔，以减小干扰。

（2）精密仪器室

1）精密仪器室一般温度在15～30℃，有条件的最好控制在18～25℃，湿度在60%～70%，尽可能保持温度、湿度恒定，需要恒温的仪器可装双层门窗及空调装置。

2）大型精密仪器应安装在专用化验室，一般有独立平台（可另加玻璃屏墙分隔）。精密电子仪器以及对电磁场敏感的仪器，应远离高压电线、大电流电力网、输变电站（室）等强磁场，必要时可加装电磁屏蔽。

3）化验室地板应密致及防静电，一般不要使用地毯。

4）大型精密仪器室的供电电压应稳定，并应设计有专用地线。

5）精密仪器室应具有防火、防噪声、防潮、防腐蚀、防尘、防有害气体侵入的功能。

（3）化学分析化验室

1）室内的温度、湿度要求较精密仪器化验室略宽松（可放宽至35℃），但温度波动不能过大（≤2℃/h）。

2）室内照明宜用柔和自然光，要避免直射阳光，当需要使用人工照明时，应注意避免光源色调对化验的干扰。

3）室内应配备专用的给水和排水系统。

4）化验室的建筑应耐火或用不易燃烧的材料建成，门应向外开，以利于发生意外时人员的撤离。

5）化验室要有良好的通风条件。

（4）加热室

1）加热装置操作台应使用防火、耐热的防火材料，以保证安全。

2）当有可能因热量散发而影响其他化验室工作时，应注意采用防热或隔热措施。

3）设置专用排气系统，以排除试样加热、灼烧过程中排放的废气。

（5）通风柜室

1）室内应有机械通风装置，以排除有害气体，并有新鲜空气供给通道和足够的操作空间。

2）通风柜室的门、窗不宜靠近天平室及精密仪器室的门窗。

3）通风柜室内应配备专用的给水、排水设施，以便操作人员接触有害物质时能够及时清洗。

4）也可以附设于加热室或化学分析室，但排气系统应加强，以免废气干扰其他化验的进行。

（6）电子计算机室

1）配备电子计算机的化验室或仪器，一般使用温度可以控制在15～25℃，波动应小于2℃/h，湿度在50%～60%为宜。

2）杜绝灰尘和有害气体，避免电场、磁场干扰和振动。

3）计算机室对供电电压和频率有一定要求，选用不间断电源。

（7）试样（样品）制备室

1）保证通风，避免热源、潮湿和杂物对试样的干扰。

2）设置粉尘、废气的收集和排除装置，避免制样过程中的粉尘、废气等有害物质对其他试样的干扰。

（8）数据处理室（化验人员办公室）

数据处理室按一般办公室要求，但不要靠近加热室和通风柜室。

（9）储存室

分析试剂储存室和仪器储存室一般供存放非危险性化学药品和仪器，要求阴凉通风、避免阳光暴晒，且不要靠近加热室、通风柜室。

（10）危险物品储存室

1）通常设置在远离主建筑物、结构坚固并符合防火规范的专用库房内。有防火门窗，通风良好，远离火源、热源，避免阳光暴晒。室内温度宜在30℃以下，相对湿度不超过85%。易燃易爆物品储存库的地面应采用“不发火地板”。

2）室内照明系统采用防爆型照明灯具，备有消防器材。危险物品储存室一般不设人工照明及各种电气设施，仅使用自然光或手电筒照明。

3）库房内应使用防火材料制作的防火间隔、储物架，储存腐蚀性物品的柜、架，应进行防腐蚀处理。

4）危险试剂应分类分别存放，挥发性试剂存放时，应避免相互干扰，并方便地排放其挥发物质。

5）门窗应设遮阳板，并且朝外开。

四、化验室的平面布置

1. 单室和多室布置

（1）单室布置

单室布置是把所有化验集中于一个化验室内，如图2—1—1所示。适用于化验类型和项目比较少的小型企业。

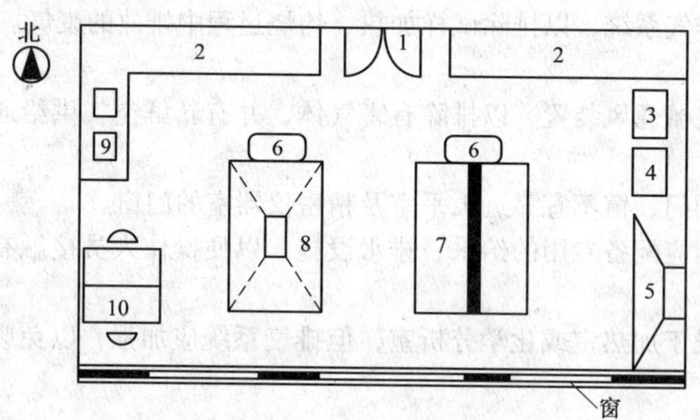

图2—1—1　单室布置

1—门　2—水磨石化验边台　3—马弗炉　4—烘箱　5—通风柜

6—水槽　7—化验台　8—水磨石化验台及排风罩　9—天平　10—工作台

（2）多室布置

多室布置是把某些项目分解为多个环节，分别以专室形式进行布置。这种布置通常用于使用精密仪器的化验室，可以充分发挥各专业室的作用，又便于不同专业室之间的交流，有利于开展工作。这种布置为多数企业所采用。如图2—1—2所示。

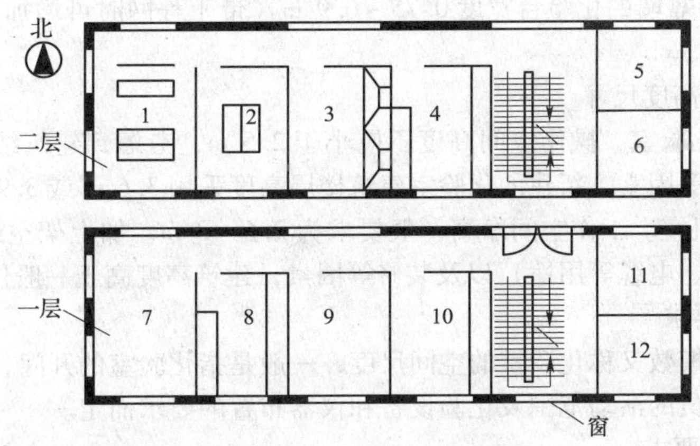

图 2—1—2　多室布置

1—化学分析检测室　2—中心准备室　3—样品处理室　4—天平室　5—储藏室
6—卫生间　7—气相色谱室　8—光度计仪器室　9—其他仪器室　10—办公室　11—更衣室　12—卫生间

多室中还应设计出用于普通试剂存放的试剂储存室。

2. 化验室的走廊要求

通常化验室的走廊平面类型分为单走廊平面、双走廊平面、单元组合平面。

（1）单走廊平面

单走廊平面为化验建筑中最常见的平面形式，一般为中间走廊，两侧布置化验室，也称为单侧走廊、偏心走廊等。该形式体型简洁、便于施工、造价较低，易于布置管道，特别适宜于利用自然通风、采光的狭长条形建筑物，各化验室之间干扰较小。单走廊平面净宽 1.5 m 左右。

（2）双走廊平面

双走廊平面是在单走廊平面基础上，加大进深，两侧布置化验室、中间布置特殊化验室。其特点有利于空调面积较多的化验建筑，可以节约能源，室内温度波动小。同时由于建筑物加大了进深，可以节约用地，建筑物内管网也易于集中，各化验室间交通相对缩短。适宜于洁净要求高的长而宽的建筑物，中间为走廊，净宽 1.82 m，当走廊上空布置有通风管道或其他管道时，应加宽为 2.4～3.0 m，以保证各个化验室的通风要求，同时也有利于事故发生时人员疏散。

（3）单元组合平面

单元组合平面是为适应化验室扩展需要，有利于提高化验建筑灵活性所采取的另一种布置形式，它有利于化验室及其管网的相对集中。

对于安全要求较高的化验室需设置安全走廊，或者工作危险性不是很大但工作人员较多，或其他原因可导致发生事故时，人员疏散有困难、不便抢救的化验室，需在建筑物外侧建设安全走廊，直接连通安全楼梯，以利于紧急疏散。宽度一般为 1.2 m。

3. 化验室的平面尺寸

（1）化验室的平面尺寸

化验室的平面尺寸主要取决于化验工作的要求，并考虑安全和发展的需要等因素。如化验台、仪器设备的放置和运行空间，通常情况下，岛式化验台宽度 1.2～1.8 m（带工程网时不小于1.4 m）；靠墙的化验台宽度0.75～0.9 m（带工程网时可增加0.1 m）；靠墙的储物架宽0.3～0.5 m。

（2）化验室的高度尺寸

1）一般功能化验室。操作空间高度不应小于2.5 m，考虑到建筑结构、通风设备、照明设施及工程管网等因素，新建的化验室建筑楼层高度采用3.6 m或3.9 m。

2）电子计算机室。工作空间净高一般要求为2.6～3 m，加上架空地板（高约0.4 m，用于安装通风管道、电缆等用途）以及装修等因素，建筑高度高于一般化验室。

4. 建筑模数要求

化验室的建筑模数又称化验室的空间尺度，一般是指化验室的开间、进深、层高、走廊的尺度。它根据人员的活动范围及化验设备和仪器布置的要求而定。

（1）开间模数要求

化验室的开间模数主要取决于化验人员活动空间以及工程管网合理布置的必需尺度。对于目前常用的框架结构，开间尺寸比较灵活，常用的“柱距”有4.0 m、4.5 m、6.0 m、6.5 m、7.2 m等。我国化验室的开间一般采用3.0 m、3.3 m、3.6 m三种开间模数。

（2）进深模数要求

化验室的进深模数取决于化验台的长度、化验台的布置形式、化验台的端部是否布置办公桌、通风柜的布置形式和采光通风方式。目前采用的进深模数有6.0 m、6.7 m、7.2 m或8.4 m等。

（3）层高模数要求

化验室层高指相邻两楼板之间的高度，净高是指楼板底面至楼板面的距离。层高主要取决于化验室的类型、空调系统管道、化验室的通风柜管道等所占用的空间。一般层高为3.6～4.2 m。化验室开间与建筑模数如图2—1—3所示。

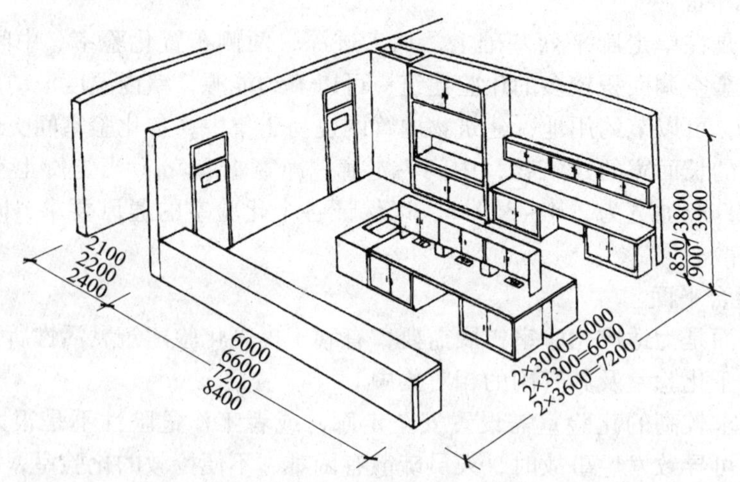

图2—1—3 化验室开间与建筑模数

（4）走廊宽度

化验室的走廊宽度主要取决于交通量的大小、走廊的长度、门窗的开启方式。一般化验室的交通量较小，走廊不宜过宽。

5. 化验室的朝向

为了取得最佳工作环境和避免阳光向仪器、试剂直射，化验室一般应取南北朝向，并避免在东西向（尤其是西向）的墙上开门窗。若条件不允许，或取南北朝向后仍有阳光直射室内，则应设计局部“遮阳”，或采取其他补救措施。

在室内布局设计的时候，也要考虑朝向的影响。

6. 化验室的防火

（1）化验室建筑的耐火等级

化验室建筑应按一、二级耐火等级设计，吊顶、隔墙及装修材料应采用非燃烧或难燃烧材料。

（2）化验室与楼梯的距离

位于两楼梯之间的化验室的门与楼梯之间的最大距离为30 m，走廊末端化验室的门与楼梯间的最大距离不超过15 m。把比较容易发生问题的化验室布置在接近楼梯的位置，以利于人员疏散和抢救。

（3）通道净宽

通道净宽指建筑物的各种通道，扣除由于安装各种管道、消防器材、各种储物柜、架等设施，以及打开的门、窗扇等因素占用的空间后，实际能够满足安全疏散人员的道路宽度。净宽是实际设计时的最小宽度尺寸，楼梯为1.1 m，单面走廊净宽最小为1.3 m，中间走廊净宽最小为1.4 m，门为0.9 m。

为确保人员安全疏散，走廊上应尽量不要放置储物柜、架和其他有碍于通行的物品。专用的安全走廊净宽为1.2 m。

（4）化验室的出入口

单开间的化验室可以设置一个门，双开间或以上的化验室应有两个出入口，如果两个出入口不能全部通向走廊时，其中之一可通向邻室，或在隔墙上留有可以方便地出入的安全通道。

7. 化验室的采光和照明

进行精密化验的化验室（精密仪器、化学分析室等），采光系数应取0.2～0.25（或更大），当采用电气照明时，工作面的照度应为150～200 lx。

一般工作室采光系数可取0.1～0.12，电气照明的照度为80～100 lx。

电气照明灯具一般应布置在工作台上方，离工作台面不宜超过2 m，尽量使室内照度均匀，并注意避免眩光对眼睛的影响。对于特别精细的工作区，还可以根据需要另加局部照明，以节约能源并提高照明效率。在有裸露旋转机械的工作区，人工照明应避免使用荧光灯具，以免因灯光的“频闪”现象而产生“停转”错觉。

具有感光性试剂（如银盐等）的化验室，可能会导致较大的测量误差，在采光和照明设计时可以加滤光装置以削弱紫外线的影响。

凡可能由于照明系统引发危险或有强腐蚀气体的环境的照明系统，在设计时应采取相应的防护措施。

为充分利用自然光线，布置化验台时应尽量避免背光摆放。

8. 建筑结构和楼面载荷

（1）化验室的结构分为承重砖墙与钢筋混凝土梁板结构、钢筋混凝土框架结构以及钢结构。化验室宜采用钢筋混凝土框架结构，可以方便地调整房间间隔及安装设备，并具有较高的载荷能力。对于旧有楼房改建的化验室，必须注意楼板承载能力，必要时应采取加强措施。

（2）楼面荷载按照《工业与民用建筑结构荷载规范》，一般规定教室、化验室、阅览室、会议室、办公大楼的楼板载荷为2.0 kN/m^2，当实际载荷需要超过此数值时，应按实际载荷数进行设计。对于需要荷载量过大，采取加强措施。显得不经济的化验室，应安置在底层，以减少建筑投资。

（3）化验室应使用“不脱落”的墙壁涂料，也可以镶嵌瓷片（或墙砖），以避免墙灰掉落。墙壁材料的选择要考虑到耐酸耐碱。有条件的化验室，最好能安装密封的“天花板”。室内涂料的色彩要与化验台等相协调。

（4）化验室的化验台及地面应作防腐蚀处理。化验室如安装地板应考虑防静电。

9. 化验室的接地

使用的电气装置和仪器设备均应接地。化验室的接地种类较多，有工作接地、保护接地、过电压保护接地、设备仪器接地、屏蔽接地以及防雷接地等，前三种接地按一般接地规定设计。

设备接地是为了保证设备和人身安全，也为了设备工作时有一个统一的电位参考点和防止外界电磁场的干扰。设备接地又分信号地、功率地、安全地。由于各种分析仪器内的电子设备已在设备内部，可将各种接地汇接在机壳上，然后把几个电子设备的汇接点接在环状接地体上。如果电子设备安装在楼上，可接在总接地体端子上，然后引至地下的环状接地体上，接地体也可与防雷接地系统共用。特殊要求分析测试仪器，可采用单独接地引下线，再接在环状接地体上。许多旧的化验室没有接地系统，应充分考虑设备的接地系统。

设备接地最简便的方法是连到一个金属系统（如自来水管）去接触地面。利用水管接地时，由于导线与水管的接触不良，或是由于水管系统缺少电的连续性，因此，这种接地方式常常是不合要求的。第二种接地方法是对危险设备安装一个单独的接地系统，这种系统需要较多的费用，但比较可靠，可保证合适和有效的接地。

第二节　化验室内部设计

学习目标

1. 了解化验室的基本构成，了解化验室的供电系统，了解环境振动的来源。
2. 掌握化验台、通风柜、管道、给水和排水系统、工程管网的布置方式。
3. 能根据化验室的要求对化验室进行内部设计。

一、化验室的基本构成

无论何类化验室都应远离居民区、办公区、仓库等，如条件有限，也应保持一定距离。化验室还应尽量选择在水源充足，又便于排污、排毒的地方，自然采光条件要好，建筑的朝向要好等。

1. 化验研究类

化验研究类是化验室建筑的核心，包括各类通用化验室和专用化验室以及研究工作室、计算机房和计量室等。

2. 辅助建筑类

辅助建筑类包括图书情报资料室、学术活动室及电化教室等。

3. 公用设施类

公用设施类包括水、电、气、油、制冷、空调、低温及热力系统、通信、消防、三废处理、各类器材仓库等用房。

4. 行政及生活服务类

行政及生活服务类包括行政办公用房，福利卫生用房及接待用房等。

以上四类建筑之间是相互联系的，后三类建筑为第一类建筑服务。这些建筑规划面积分配一般为化验研究类用房占30% ~69%，辅助建筑类用房占5% ~31%，公用设施类用房占5% ~18%，行政及生活服务类用房占10% ~29%。

二、化验室的室内设计

1. 化验台设计

（1）材质

1）木台面。通常采用实心木台面，它具有外表柔和，容易修复，玻璃器皿不易碰坏等优点。

2）瓷砖台面。其底层应以钢筋混凝土结构为好。木结构台面上虽可铺贴瓷砖，但如果木材发生变形，就难以保证瓷砖的拼缝处不开裂。

3）不锈钢面层。耐热、耐冲击性能良好，污染物容易去除，适用于放射化学化验、有菌的生物化学化验和油料化验等。

4）塑料台面。它具有耐酸、耐碱以及刚度好等优点。

（2）化验台布置方式

一般采用岛式、半岛式化验台。

1）岛式化验台。图2—2—1所示为岛式化验台。这是最早的化验台，具有台面空间大、适应性广的优点。分析化验人员可以在四周自由行动，在使用中是比较理想的一种布置形式。其缺点是占地面积比半岛式化验台大，另外化验台上配管的引入比较麻烦。

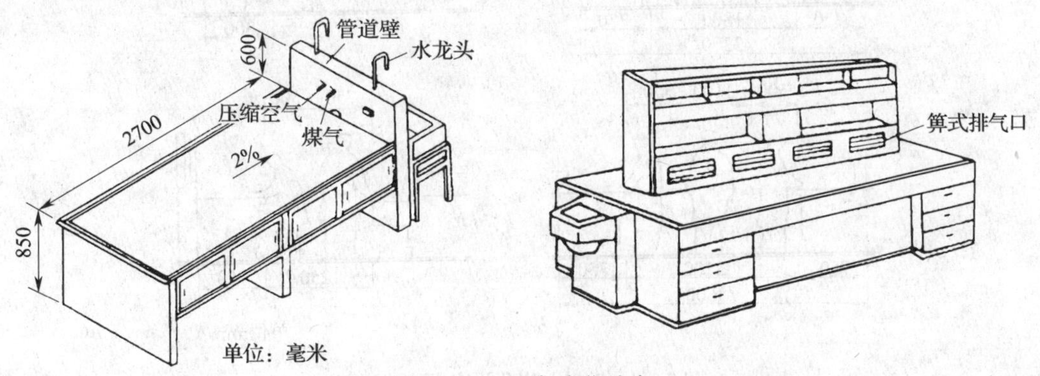

图2—2—1　岛式化验台

2）半岛式化验台。一种为靠外墙设置；另外一种为靠内墙设置。半岛式化验台的配管可直接从管道检修井或从靠墙立管直接引入，这样不但避免了岛式的不利因素，又省去一些通道面积，靠外墙半岛式化验台的配管可通过水平管接到靠外墙立管或管道井内。靠内墙半岛式化验台的缺点是自然采光较差。为了在工作发生危险时易于疏散，化验台间的通道应全部通向走廊。

岛式化验台虽在使用上比半岛式化验台理想，但半岛式在设计上比较有利。

（3）化验台的设计

化验台有单面化验台（或称靠墙化验台）和双面化验台（包括岛式化验台和半岛式化验台）两种，双面化验台应用比较广泛。

1）长度。化验人员所需用的化验台长度，由于化验性质的不同，其差别很大，一般根据实际需要进行选择合适的尺寸。

2）高度。一般选取 850 mm 高。

3）宽度。化验台的每面净宽一般考虑 650 mm，最小不应少于 600 mm，台上如有复杂的化验装置也可取 700 mm，台面上药品架部分可考虑宽 200 ~ 300 mm。一般双面化验台采用 1 500 mm，单面化验台为 650 ~ 850 mm。

4）化验台之间及其与通风柜之间的间距。如图 2—2—2 所示，化验台之间及其与通风柜之间要预留必要的间距。化验台间的净距最狭为 1 300 mm，可有 2 ~ 3 人在里面工作。但有时在化验台前需考虑设有特殊设备，如储气瓶、冷冻机等，此时需要考虑化验台间有 1 600 ~ 1 800 mm 的净距。化验台与通风柜之间的必要间距一般设 1 250 mm 可供 2 人通过。

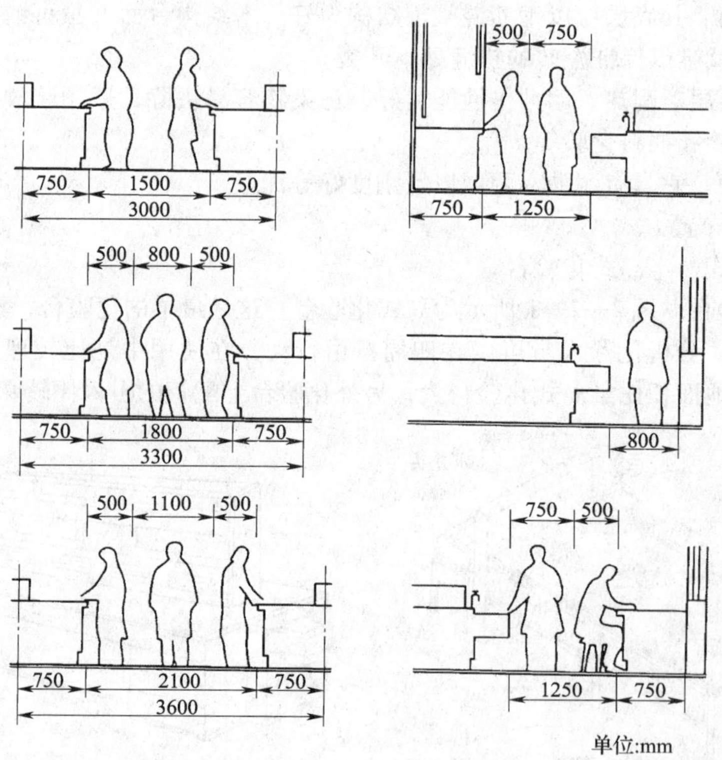

图 2—2—2　化验台设备间的间距

(4) 化验台的组成

一个化验台主要由台面和台下的支座或器皿构成，为了化验的操作方便，在台上往往设有药品架、管线盒或洗涤池等装置。

1) 管线通道、管线架与管线盒。化验台上的设施通常从地面以下或由管道井引入化验台中部的管线通道，然后再引出台面以供使用。管线通道的宽度通常为 300 ~ 400 mm，靠墙化验台为 200 mm。

2) 药品架。药品架的宽度不宜过宽，一般能并列两个中型试剂瓶（500 mL）为宜，通常的宽度为 200 ~ 300 mm，靠墙药品架宜取 200 mm。

3) 化验台下的器皿柜。化验台下空间通常设有器皿柜，既可放置化验用品又可供化验人员坐在化验台边进行记录的需要。

4) 化验台的排水设备。化验台排水设备通常包括洗涤池、台面排水槽。

5) 台面。台面应比下面的器皿柜宽，台面四周可设有小凸缘，以防止台面冲洗时，台面上药液的外溢。

6) 化验台的形式。化验台的形式分为两大类：一类是固定式化验台，另一类是组合式化验台。

固定式化验台的长度为 2. 7 m，宽度为 1. 2 m，高度为 0. 85 m。化验台与洗涤池之间设计管道壁，外用白色瓷砖贴面，把所有管道如热水、冷水、煤气、压缩空气管、污水管等都设置在里面，使化验台上没有管子露出，便于化验台清洗及铺设聚氯乙烯薄膜。

组合式化验台如图 2—2—3 所示，木质组合式化验台由带台面的器皿柜、管线架和药品架三个构件组成；钢质组合式化验台由钢支架、器皿柜、台面和药品架四个构件组成。可以组合成岛式化验台、半岛式化验台和靠墙化验台三种形式；夹板组合式化验台由夹板支架、移动式器皿柜、药品架三个构件组成。

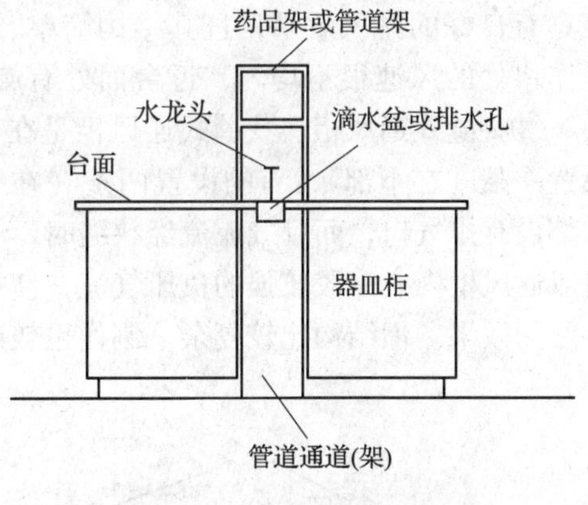

图 2—2—3　组合式化验台

2. 通风系统设计

为了使化验室工作人员不吸入或咽入一些有毒的、可致病的或毒性不明的化学物质，化验室中应有良好的通风。为阻止一些蒸气、气体和微粒（烟雾、煤烟、灰尘和气悬体）的吸入，污染物须用通风柜、排气罩或全室通风的方法除去。

化验室的通风方式有两种，即局部排风和全室通风。局部排风是在有害物产生后立即就近排出，这种方式能以较小的风量排走大量的有害物，能量省而效果好，是改善现有化验室条件的可行和经济的方法，也是适应新化验室通风建设要求的最好的方式。对于有些化验不能使用局部排风，或者局部排风满足不了要求时，应该采用全室通风。

(1) 通风柜

通风柜是化验室中最常用的一种局部排风设备，种类繁多，由于其结构不同，使用的条件不同，排风效果也各不相同。

通风柜的性能好坏，主要取决于通过通风柜的空气移动的速度。影响正面速度和空气运动的因素是涡流、柜的入口形状、热载量、机械作用、排气孔设计和阻碍物等。此外，还与它的防火能力、耐腐蚀性、是否便于清洗以及污染物进入排气系统前对其进行收集的能力等指标有关。

通风柜的单元平面尺寸，应根据各种化验内容和要求来决定。通风柜的深度 d 一般取 800～850 mm，太浅有碍通风柜的效果。狭缝式通风柜，由于其后壁有夹层，深度更不宜过小。通风柜的每单元长度，即前壁结构的尺寸，不宜小于 1.0 m，一般为 1.2～1.8 m。如果单柜不能满足使用要求时，可以考虑双柜或多柜并列，柜间可根据需要设置或不设置间壁。如考虑灵活性，可设置活络间壁。如果工艺上需要更大长度者，可将多单元连续设置，中间不设间壁。

通风柜的台面高度一般为 850～900 mm；操作口的开口高度因考虑柜内的化验装置需要和不使开口的上缘挡住化验人员的视线，所以不宜过小，通常取 800 mm 左右；通风柜的柜内净高一般大于等于 1 500 mm。对于狭缝式通风柜，其中缝与下缝的尺寸一般都相等，具体尺寸应按条缝处风速控制在 5 m/s 以上为宜，挡板后的风道宽度约等于缝宽的 2 倍以上。通风柜的上部可设管道检修柜，自封至平顶，可避免通风柜顶部积灰，保持化验室的整洁。

1）通风柜的种类

①顶抽式通风柜。对于需要加热的化验，或者化验过程中产生大量热量的，顶抽式通风柜具有良好的排风效果，且其结构简单、制造方便。但当化验过程中不产生热量时，通风柜操作口处的风速很不均匀，近台面处有旋涡，不宜采用，顶抽式通风柜如图 2—2—4 所示。

②狭缝式通风柜。狭缝式通风柜是在其顶部和后侧设有排风狭缝，后侧部分的狭缝，有的设置一条（在下部），有的设置两条（在中部和下部）。这种通风柜，由于上、中、下三个部位都设有排气口，而且气流流经狭缝时，有节流效应，变静压为动压，再变动压为静压，这样造成通风柜内有一股较强的负压气流，使操作口处的风速比较均匀，对各种不同工况都能获得良好的效果。但结构比较复杂，制作也较麻烦。狭缝式通风柜如图 2—2—5 所示。

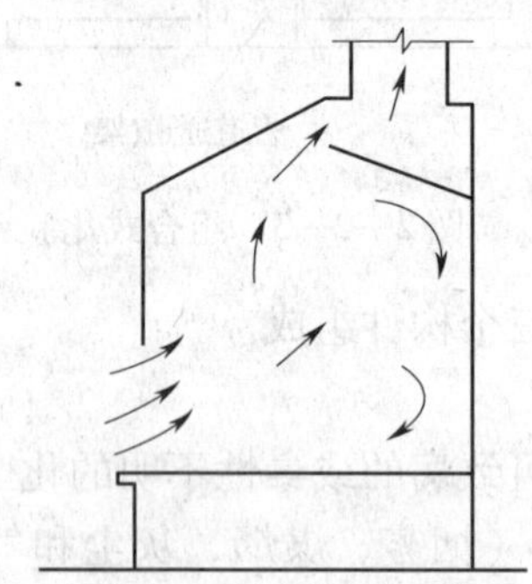
图 2—2—4　顶抽式通风柜

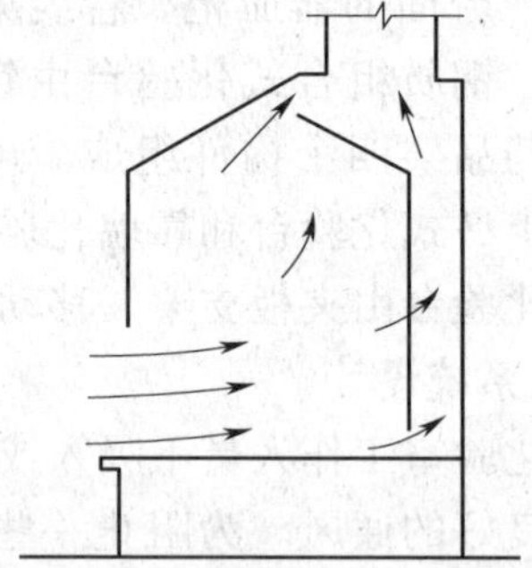
图 2—2—5　狭缝式通风柜

③补风式通风柜。这种通风柜是把占总排风量 70% 左右的空气送到操作口，或送到通风柜内，专供排风使用，其余 30% 左右的空气由室内空气补充。由于补风式通风柜排走室内空气很少，因此对于有空气调节系统的化验室或洁净化验室，风柜门开启用这种通风柜是很理想的，既节省了能量，又不影响室内的气流组织。如图 2—2—6 所示是一种较为典型的补风式通风柜，操作口调节门开启时，气流从操作口前上方下来，一方面形成气幕，一方面供给通风柜空气，调节门关闭时，气流从上部内侧进入通风柜，带走柜内的有害物质。

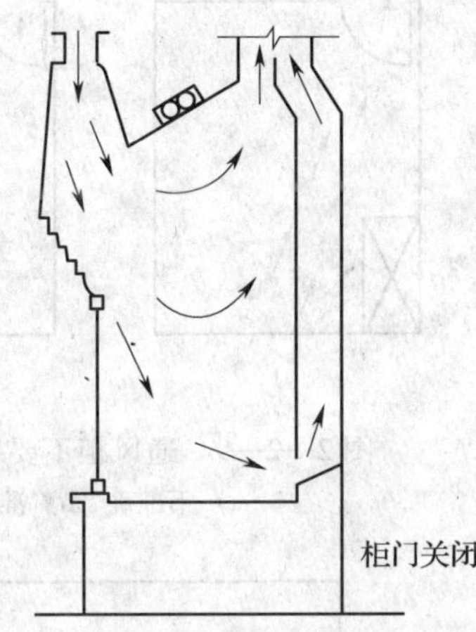

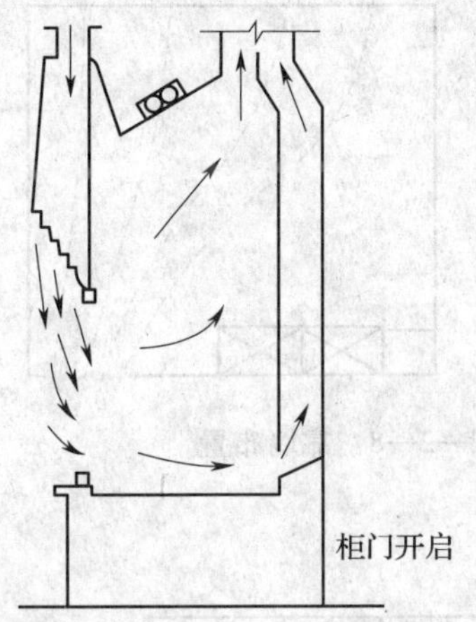

图 2—2—6　补风式通风柜

④自然通风式通风柜。这种通风柜是利用热压原理进行排风的，其排气效果主要取决于通风柜内与室外空气的温差、排风管的高度和系统的阻力等。为此，这种通风柜一般用于需要加热的场合，排风管比较高，而且要求由通风柜顶部直接通到室外，风管不要转弯，排风管顶部设筒形风帽。在化验过程中，不应关闭柜门，否则就要增加局部阻力，影响排风效果。自然通风式通风柜的优点是不耗电，能日夜连续换气，有利于室内换气、无噪声和振动；没有机械设备，容易保养；构造简单，造价低廉。但毒性较高和不产生热量的化验不宜采用，有空调的房间，在夏季也不宜使用。自然通风式通风柜如图 2—2—7 所示。

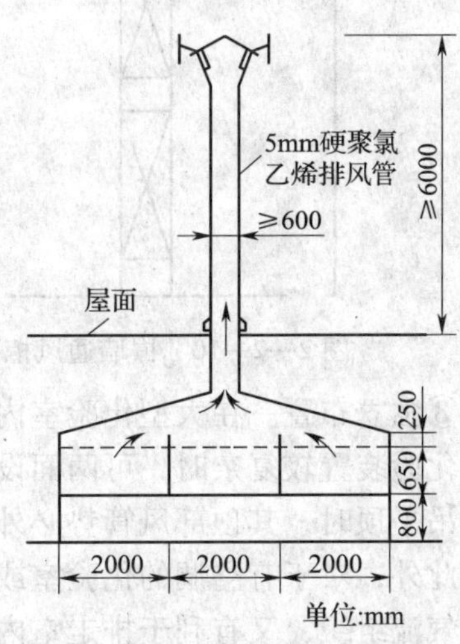

图 2—2—7　自然通风式通风柜

此外还有活动式通风柜和旁通式通风柜。

2）通风柜的平面布置。通风柜在化验室内的位置，对通风效果、室内的气流方向都有很大的影响，下面介绍三种通风柜的布置方式。

①靠墙布置。这是常用的一种布置方式，如图 2—2—8 所示。通风柜通常与管道井或走廊侧墙相接，可以减小排风管的长度，便于隐蔽管道，使室内整洁。

装有空调的化验室内的通风柜，一般不宜靠门、窗等空气较流通处布置如图 2—2—9a 所示，最好是布置在室内气流的“死角”。这样，既能避免通风柜操作口处的风速被干扰，又能有利于室内换气，使“死角”不死，如图 2—2—9b 所示。

②嵌墙布置。两个相邻的房间内，通风柜可分别嵌在隔墙内，排风管道也可布置在墙内，这种布置方式，有利于室内整洁，如图 2—2—10 所示。

在不太大的房间内（如一至三个开间大小），不宜面对面地布置两个通风柜，如图 2—2—11 所示。否则当一个通风柜不工作时，柜内残存的有害气体或有害粉尘便会被对面的通风柜吸出，造成室内空气污染。如需要两个通风柜面对面布置时，可考虑两个通风柜合用一台通风机，或两台通风机采用联动的办法。

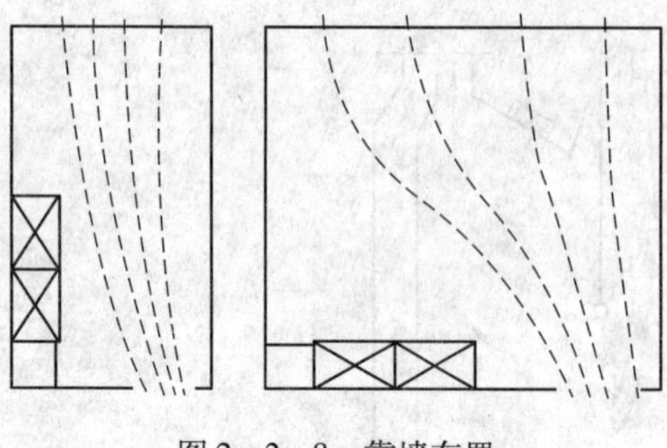

图 2—2—8　靠墙布置

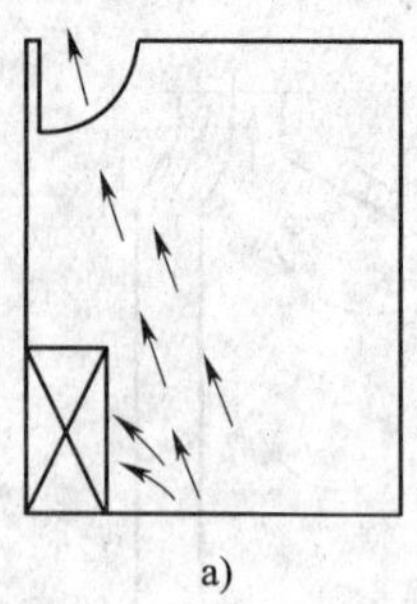

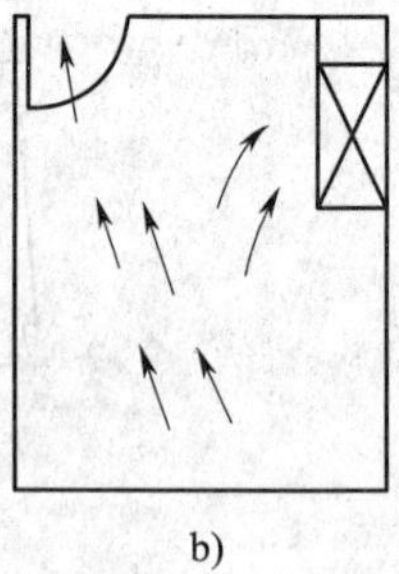

图 2—2—9　通风柜不要靠门窗布置

a）不准确　b）准确

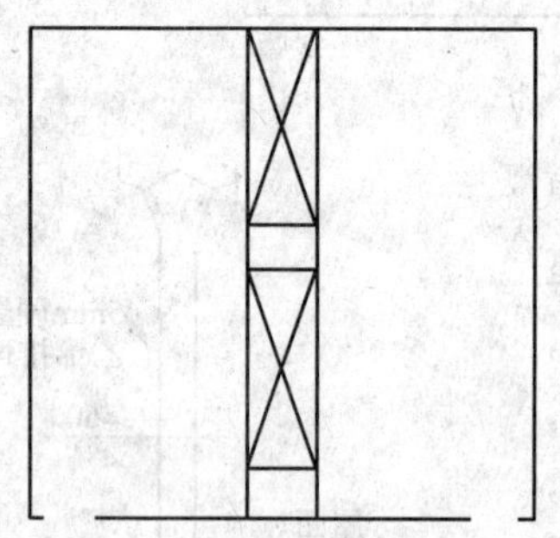

图 2—2—10　嵌墙通风柜平面

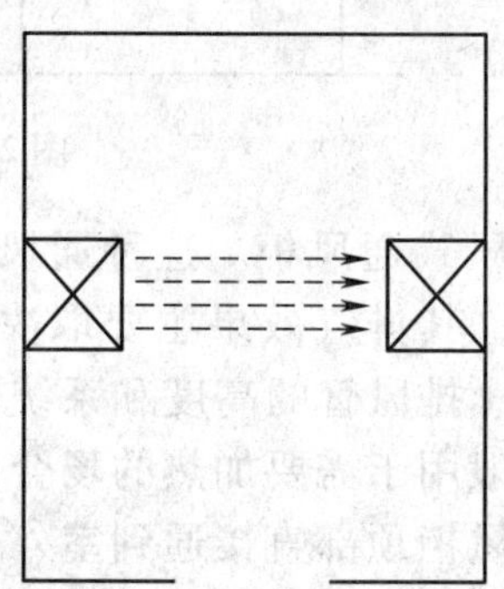

图 2—2—11　面对面布置平面

③独立布置。在大型化验室内，可设置四面均可观看的通风柜。适用于化验教学示范，或当化验装置较复杂时，可两面设操作口，这种布置形式只能采用顶抽式通风柜，而且在室内无吊平顶时，其顶部风管势必外露，所以如无必要时应少采用。

此外，对于有空调的化验室或洁净室，通风柜宜布置在气流的下风向，这样既不干扰室内的气流组织，又有利于排走室内被污染的空气。

3）排风系统的划分。通风柜的排风系统可分为集中式和分散式两种。集中式排风系统是把一层楼面或几层楼面的通风柜组成一个系统，或者整个化验楼分成一、二两个系统。它的特点是通风机少，设备投资省，而且对通风柜的数量稍有增减以及位置的变更时，都具有一定的适应性。分散式是把一个通风柜或同一化验室的几个通风柜组成一个排风系统。它的特点是可根据通风柜的工作需要来开关通风机，相互不受干扰，容易达到预定的效果，而且比集中式节省能源。分散式由于系统小、排风量小、阻力小，所以通风机的风量、风压都不大，噪声与振动相应也较小。分散式还有一个特点是对排出不同性质的有害气体易于分别处理。缺点是通风机的数量多、系统多。

在划分系统时，同一个房间内如有两个以上的通风柜，应划为一个系统，避免一个通风柜在使用，其他的通风柜产生倒流，而使室内受到污染。同样，一个房间内除了一个排风系统外，不宜再装置其他排风设备。

排风系统的通风机，一般都装在屋顶上或顶层的通风机房内，这样可不占用使用面积，而且使室内的排风管道处于负压状态，以免有害物质由于管道的腐蚀或损坏，或者由于管道不严密而渗入室内。此外，也有利于检修，易于消声或减振。

在一般情况下，如果附近50 m以内没有较高建筑物，排风系统的有害物质排放高度应超过建筑物最高处2 m以上。

4）通风柜的柜壁。通风柜的柜壁一般可分为前壁、侧壁和后壁。侧壁一般都用透明的钢化玻璃或其他安全玻璃制作，使自然光线能透入柜内，有利于化验人员观察柜内的化验情况。前壁有操作口，通常由固定部分及柜门组成，固定部分做法与侧壁类同，即采用透明材料，壁面骨架采用木材，也有采用碳钢或不锈钢或玻璃钢等。金属制的通风柜为避免前壁冷凝水下滴而影响化验，可在前壁下口设一引水槽，让冷凝水通过引水槽排至柜内两侧。后壁部分一般都用白色瓷砖或耐酸瓷砖贴面，既明亮又便于清洗。狭缝式通风柜的挡板，可用石棉水泥板、塑料板、厚玻璃或不锈钢板等制作，对于耐久性较差的挡板，其构造应考虑易于装卸的，以便更换。对有爆炸危险的化验室，要考虑后壁的冲洗方便。

5）通风柜操作口柜门。木骨架通风柜的柜门基本上有五种类型即摇开式、上悬式、上下扯式、横扯式以及无门式等。

①摇开式。结构简单，但操作口的高度无法调节，所以仅适用于操作一般有害物。柜门必须经常关闭，否则会妨碍周围空间的利用，并且不利于多柜并列，所以较少采用。柜门下一般无固定门框，并留50 mm空隙，以利闭门化验时进风。

②上悬式。结构简单，对两侧空间无影响，但开关不便，如在门扇上增设小门，更有碍开启。

（2）排气罩

在化验室内，由于化验设备装置较大，或者化验操作上的要求无法在通风柜中进行，但又要排走化验过程中散发的有害物质时，可采用排气罩。化验室常用的排气罩，大致有围挡式排气罩、侧吸罩和伞形罩三种型式。如图2—2—12所示。

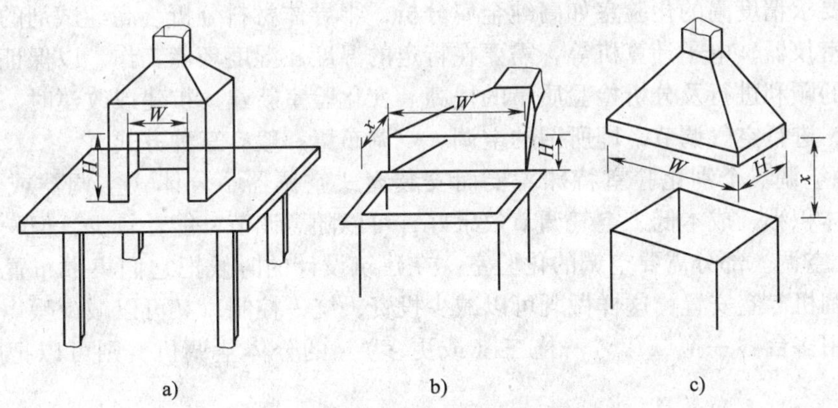

图2—2—12　排气罩

a）围挡式　b）侧吸罩　c）伞形罩

排气罩的布置应注意以下几点：

1）尽量靠近产生有害物的发源地。用同样的排风量，距离近的比距离远的排除有害物的效果好。

2）对于有害物的不同散发情况应采用不同的排气罩。如对于摄谱仪，一般采用有围挡的排气罩；对于化验台面排风或槽口排风，可采用侧吸罩；对于加热槽，宜采用伞形罩。

3）排气罩要便于化验操作和设备的维护检修。否则，尽管排气罩设计效果很好，但由于影响化验操作，或者维护检修麻烦，不会受到使用者的欢迎，甚至被拆除不用。

（3）全室通风

化验室及有关辅助化验室（如药品库、储藏室等），由于经常散发有害物，需要及时排除。如果化验室内设有通风柜时，因为通风柜的排风量较大，往往超过室内换气要求，可不再设置通风设备。如果室内不设通风柜时，而且又须排除有害物，应进行全室通风。全室通风的方式有自然通风和机械通风。

1）自然通风。自然通风是最常用的通风形式，利用室内外的温度差，即室内外空气的密度差而产生的热压，把室内有害气体排至室外。对于依靠门窗让空气任意流动时，称为无组织自然通风；对于依靠一定的进风口和出风竖井，让空气按所要求的方向流动时，称为有组织的自然通风。有组织自然通风常见的做法是在外墙下部或门的下部装百叶风口，在房间内侧设置通风竖井。室外空气由下部百叶进入室内，由房间上部开口处通过竖井排至室外。自然通风不用通风机，既不消耗电力，又无噪声干扰，而且昼夜都在换气。但只适用于有害物浓度低的房间，适用于室内温度高于室外空气温度的场合。

2）机械通风。自然通风满足不了室内换气要求时，应采用机械通风，尤其是危险品库、药品库等，尽管有了自然通风，为了防止事故，也必须采用机械通风。

机械通风需要安装抽风机或排气扇强制换气（局部或全室），使用机械通风装置的化验室，通常的方式是在外墙上安装轴流风机（排风扇）或在吊顶设置排风口，在进风口处安装适当的过滤器（细纱布、金属纱网等“粗效”过滤物质），以阻隔由于气流快速流动而带入室外灰尘和其他干扰物。

（4）空气调节

对某些要求精度高的化验室如高纯金属分析、半导体材料分析、高纯试剂的提纯和制备以及大型精密仪器、电子计算机等，需要在特定的温度、湿度环境工作，以保证仪器的正常运行、化验的顺利进行及分析检验质量的提高。在化验室新建、扩建或改建时，考虑安装空气调节装置，进行空气调节，即所谓的空调。空调布置一般有三种方式。

1）单独空调。个别化验室特殊需要而安装窗式空调器、分体式空调器或立柜式空调器，优点是体积小、成本低、空气调节效果好，可以随意调节，能耗较少，但噪声较大。

2）部分空调。部分需要空调的化验室，在建筑设计的时候把它们集中布置，然后用一台较大的空调机专室安置，这样做既可以减少投资，统一控制，又可以减少噪声干扰。

安装使用多台“一拖二”“一拖三（或更多）”的分体空调机，则可以把噪声显著降低。

3）中央空调。全部化验室建立的空调系统，即中央空调。中央空调可以使各个化验室处于同一温度、湿度和洁净度水平上，有利于提高检验和测量精度，中央空调的运行噪声极低，有利于保持化验室环境的清新和安静。缺点是能量消耗较大，且未必能满足个别要求较高的特殊化验室的需要。可采用小系统集中空调，集中制冷制热，由各自空调器分别送风。

化验室采用空调的方式，应视化验室的具体需要而定，不能一概而论。实际上，在采用中央空调的系统中，由于某一个或几个化验室的特殊需要而另行安装单独空调或加装抽湿机，形成混合空调系统的情况也较多。

三、化验室的供电系统

在一般情况下化验室的多数仪器设备是间歇工作的，化验一旦开始便不宜频繁断电，否则可能使化验中断，影响化验的精确度，甚至导致试样损失、仪器装置破坏以致无法完成化验。化验室的供电线路宜直接由总配电室引出，并避免与大功率用电设备共线，以减少线路电压波动。有备用电源的单位，应向化验室提供备用电源线路。化验室供电系统设计时要注意下列几个方面：

1. 化验室的供电线路应给出较大宽余量

输电线路应采用较小的载流量，并预留一定的备用容量（通常可按预计用电量增加30%左右）。

2. 配备三相和单相供电线路

各个化验室均配备三相和单相供电线路，以满足不同用电器的需要。

3. 设置电源总开关

每个化验室均应设置电源总开关，以方便地控制各化验室的供电线路。对于某些必须长期运行的用电设备，如冰箱、冷柜、老化试验箱等，则应专线供电而不受各室总开关控制（可以由化验室的总配电室供给和控制）。

4. 化验室供电线路应有良好的安全保障系统

化验室供电线路应配备安全接地系统，总线路及各化验室的总开关上均应安装漏电保护开关，所有线路均应符合供电安装规范，确保用电安全。

5. 要有稳定的供电电压

在线路电压不够稳定的时候，可以通过交流稳压器向精密仪器化验室输送电能，对特别要求的用电器，可以在用电器前再加二级稳压装置，以确保仪器稳定工作。

6. 避免外电线路电场干扰

必要时可以加装滤波设备排除。

7. 配备足够的供电电源插座

为保证化验仪器设备的用电需要，应在化验室的四周墙壁、化验台旁的适当位置配置必要的三相和单相电源插座（以安全和方便为准，并远离水盆和燃气）。

通常情况下，每一化验台至少应有两个三相电源插座和数个单相电源插座，所有插座均应有电源开关控制和独立的熔丝断器。

8. 化验室室内供电线路应采用护套（管）暗铺

在使用易燃易爆物品较多的化验室，还要注意供电线路和用电器运行中可能引发的危险，并根据实际需要配置必要的附加安全设施（如防爆开关、防爆灯具及其他防爆安全电气等）。

四、化验室给水排水系统

1. 管道布置

（1）引入管

化验室给水通常可设一根引入管，如果在室外为环形给水管网、内部化验设备和其他化验过程用水要求安全供水时，或在大型、高层化验室内的消火栓数量为10个以上时，可考虑设置两根引入管。

（2）室内管道布置

化验室配水点多且分散，相应的立管、横管和分支管较多，布置时既要考虑管道水力条件因素，又要做到供水安全可靠，尽可能使管线最短，减少管线交叉，同时还要运行时维修方便。

管道分为明装和暗装敷设两种方法，通常化验室的管道都为明装敷设，并应尽量沿墙、梁柱、墙角、走廊、天棚下敷设。明装施工和维修管理方便，造价也较低，缺点是影响室内美观和卫生条件。在工艺和建筑工种有特殊要求和对部分房间有较高要求时管道暗装，管道尽可能暗设在地下室、管沟、天棚内，或公共管廊内。给水立管、支管可敷设在管槽和竖井内，管道竖井可做在走廊一侧，也可做在走廊两侧。暗设在管槽、竖井和天棚内的管道，在装有控制阀门处应留有检修门或检修孔。

（3）消防用水

普通消防系统是化验室普遍应用的一种消防系统，它主要由消火栓、水枪、水龙带、消火栓箱和消防给水管道等组成。室内消火栓应布置在经常有人出入和较明显的地方，如门厅、楼梯处、走廊等，消火栓和消防管道一般都采用明装。室内消火栓布置要考虑周到，让消防水喷射到室内任何部分。消火栓布置间距一般不应超过 50 m，水龙带长度通常取 15 m、20 m、25 m，不宜过长，否则消火栓处的压力要增大。

自动喷洒消防设备是一种特殊的消防系统，能自动喷水灭火，常设置在火灾危险性较大的建筑物内或部分房间内；水幕消防给水系统的作用在于隔绝火灾地区、防止火灾进一步蔓延、保护邻近房间和建筑物免遭火灾威胁，或防止火焰蹿过门窗、阻止火灾进一步扩大，常用水幕消防设备作为阻火设施。

2. 化验室的给水

化验室给水的用途有三方面：化验、生活、消防。

化验室的给水任务主要从室外给水管网引入进水管道，在保证所需要的压力、水质、水量的前提下，将水输送到各个用水设备、辅助用水设备、各种配水龙头和消防设备等，以满足化验、日常生活和消防用水的需要。

（1）直接供水。这种方式是室内无加压水泵，通常用于室外给水管网在任何时间内，均能保证最不利点用水设备和各种配水龙头连续工作所需要的水压和水量。在化验室层数不高时，水压、水量均能满足的情况下，一般可采用直接给水方式，这是最简单、最节约的供水方法。

（2）高位水箱供水。一般在用水高峰时段内，随着用水量增加，室外管网内水压下降以致不能满足室内上层用水要求，或在室外管网水压周期性不足时，或化验室用水设备要求安全供水时，采用高位水箱供水。即常见的依靠水塔或楼顶水箱等进行储水，再利用输水管道送往用水设施。

（3）混合供水。通常的做法是对较高楼层采用高位水箱间接供水，而对低楼层采用直接供水，可以降低供水成本。

（4）加压泵供水。一般用于室外管网的水压经常低于生产、生活、消防等用水要求的水压，而用水量又不均匀时可采用这种方式，通常用于大型高层化验室。有的化验室要求安全供水时，也可采用这种方式。

3. 化验室的排水

（1）化验室污水按污水性质、成分及污染的程度可设置不同的排水系统，被化学杂质污染，含有对人体有毒有害物质的污水应设置独立的排水管道，这些污水经局部处理或将水中物质回收利用后才能排入室外排水管网。

（2）排水管道拐弯要少，并具有一定的倾斜度，以减小管道阻力、利于废水排放。

（3）当排放的废水中含有较多的杂物时，管道的拐弯处应预留“清理孔”，以备必要之需。

（4）排水干管应尽量靠近排水量最大、杂质较多的排水点设置。

（5）注意排水管道的腐蚀，化验室的排水管材一般为铸铁管。室内酸性排水管道地上部分采用硬聚氯乙烯塑料管，埋地部分宜用耐酸陶瓷管较好。

（6）室内排水管道，由于管径较大，一般为明装，这样便于施工。

（7）在化学化验室、纯水室等应设置地漏，以便水管破裂、水龙头跑水等情况出现时能够及时排水，防止化验室浸泡，危及仪器设备安全。

五、化验室工程管网布置

1. 工程管网组成

工程管网包括供水管道、电线管道、进风管道、燃气管道、压缩空气管道、真空管道等各种供应管道，以及排水、排风管道等各种排放管道系统。

管网系统通常由总管（室外管网接入化验室内的一段管道）、干管和连接到化验台（或化验设备）的支管构成。

2. 工程管网布置法则

工程管网涉及面广，各种管道各有特点和不同要求，必须认真对待，其布置的基本原则如下：

（1）在满足化验要求的前提下，尽量使管道的线路最短、弯头最少，以减小系统阻力和节约材料。

（2）工程管网的间距和排列次序应符合安全要求，并便于安装、维护、检修、改造和增添等施工需要。

（3）管网布置应尽可能做到整齐有序、美观大方。

3. 工程管网布置方式

各种管网都是由总管、干管和支管三部分组成，如图2—2—13所示化验室管道系统布置图。总管是指从室外管网到化验室内的一段管道，干管是指从总管分送到各单元的侧面管道，支管是指从干管连接到化验台和化验设备的一段管道。各种管道一般总是以水平和垂直两种方式布置。

（1）总管水平、干管垂直

这是指总管水平铺设，由总管分出的干管都是垂直布置。水平总管可铺设在建筑物的底层，也可铺设在建筑物的顶层，对于高层建筑物，水平总管不仅铺设在底层或顶层，有的还铺设在中间的技术层内。

（2）总管垂直、干管水平

这是指总管垂直铺设，在各层由总管分出水平干管。通常把垂直总管设置在建筑物的一端，水平干管由一端通到另一端。

（3）支管

沿建筑物天花板水平布置方式，然后再从天花板垂直向下连接到化验台；另一种方法是把支管从楼板下向上穿孔由化验台底下接入化验台。如果采用半岛式化验台，也可以把干管靠墙设置，然后把支管连接到化验台上，但化验台和其他设施的布置局限性较大。

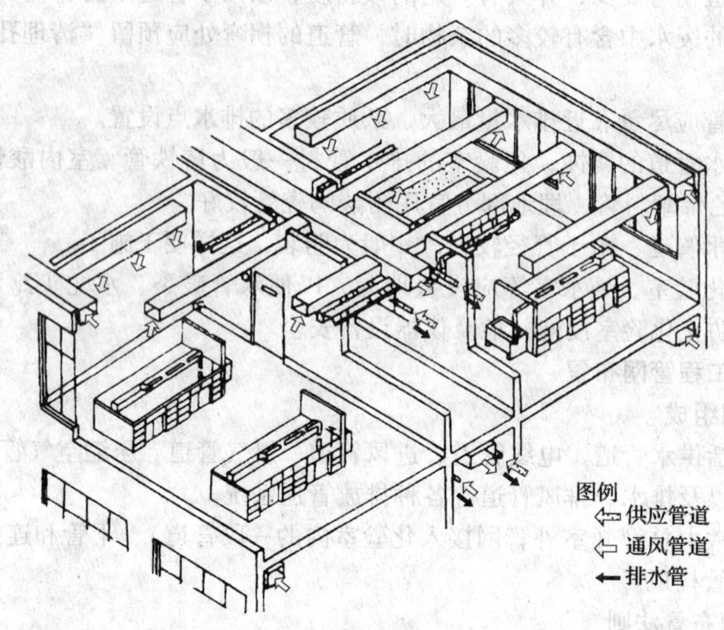

图 2—2—13　化验室管道系统布置图

4. 采暖

在较高纬度地区，由于冬季气温较低，化验室必须加装暖气系统以维持适当的室温。但无论是电热还是蒸汽，均应注意合理布置，避免局部过热（最好使用较低温度的热媒和大面积的散热器）。

天平室、精密仪器室和计算机房不宜直接加温，可以通过由其他房间的暖气自然扩散的方法采暖。

安装暖气装置的时候，还要注意不要影响人员的走动。

六、化验室的防振

1. 环境振动的来源

（1）自然振源

由于大自然中的各种变化引起的地表振动，是永远存在的，如风、海浪和地壳内部变动等因素引起的振动，自然振源的振幅一般情况下仅有百分之几微米到十分之几微米，其频率大都为 2 ~ 3 Hz，对化验室的仪器设备基本不发生影响。

（2）人工振源

由人为因素引起的地表振动称为人工振源，如交通运输工具、土建施工、邻近建筑物内产生振动的设备、人的行走、关门、搬运东西等的振动。振动常由地表传播，振幅也较大，接近振源时（即近场振源），振动频谱一般不平坦，振幅有时可达几十微米；远离振源时（即远场振源），接受到的振动频谱较平坦，振幅在十分之几微米到几微米之间，对仪器的影响情况各不相同。

人们把自然振源与人工振源合称为环境振源。在实际工作中，对化验影响最大的还是近场人工振源。

2. 仪器设备的振动阈值

在保证仪器设备能够正常工作并达到规定的测量精度的情况下，加上安全系数的考虑后，在其支撑结构表面上所容许的最大振动值，称为“允许振动”。

化验室的防振，其实质就是通过采取一系列防振和隔振措施，使外来振动对仪器、设备支撑结构表面的影响小于仪器和设备的允许振动，以保证其正常的测试和其他工作。

3. 化验室设计的防振

由于不同的环境振源对化验室仪器设备的影响各不相同，因此在进行化验室设计的时候，必须根据振源的性质采取不同的防振措施。

在选择化验室的建设基地时，应注意尽量远离振源较大的运输干线，以便减小或避开振动对化验室的干扰。在总体布置中，应将所在区域内振源较大的车间（如空气压缩站、锻工车间等）合理地布置在远离化验室的地方。此外还应注意压缩机活塞的运动方向，化验室应平行于活塞的冲程方向，如与其垂直，则振动影响将大大增强。尽可能利用自然地形，以减小振动的影响。如地面有起伏，可将产生振动的建筑物放在低处，利用土堆减小影响。如地面高度差在 2 m 以上时，则可将产生振动的建筑物布置在高处，振动由上往下传播，振动波经过土层而衰减，此时可适当减小水平防振间距。

在总体布置及进行化验室单体建筑的初步设计时，均应首先摸清所在区域内各振源的特点，并同有关工种联系，经全面考虑和研究决定采取何种防振措施。

4. 化验室的内部隔振

（1）楼整体隔振

在受振动影响较大的建筑物的周围构筑防振沟，可以有效地隔断（或削弱）近场振动的传播，消除环境振源对建筑物的影响。如图 2—2—14 所示。

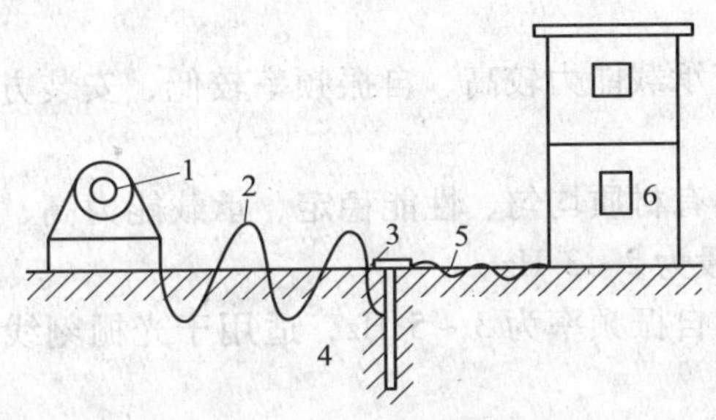

图 2—2—14　防振沟的应用

1—振源　2—原振动波　3—盖板　4—防振沟　5—次生振动波　6—化验楼

防振沟一般是深 2.3 ~ 3 m、净宽 0.4 m 以上的壕沟，其间填充一定尺寸的碎石及粗沙（也可以垫以若干厘米厚的玻璃棉下脚料作隔层），以便隔断振动的传播。防振沟可以单独建造，也可以与排水沟结合构筑。

也可采取建筑物四周用玻璃棉作隔振材料的方法，使化验室与室外地表面隔绝，以阻止地面波的影响。这种做法比人工防振沟简单、卫生，同时也比较经济。

化验楼内的动力设备房间与化验室相邻时，可设置伸缩缝或沉降缝，也可用抗振缝将动力设备房间与化验室隔开，这样有一定的隔振效果。

（2）楼内隔振

楼内隔振分为主动隔振（又称积极隔振）措施和被动隔振（又称消极隔振）措施两种。

1）主动隔振措施。采取各种可以采取的措施，减少设备运行中产生的振动对支撑结构和化验人员造成的影响，从而减小对精密仪器设备的干扰，而对动力设备所采取的隔振措施。

一般采用放宽设备基础底面积或加深基础、或用人工地基的方法来加强地基刚度；在设备基础内加隔振装置，隔断（或削弱）振动输出；建造隔振地坪，在建筑物底层的精密仪器化验室及其他防振要求较高的房间里，构筑质景较大的整体地坪，其下垫以粗沙及适当的隔振材料，周围再用泡沫塑料等具有减振和缓冲性的物质使地坪与墙体隔开，作用相当于室内防振沟。

2）被动隔振措施。为了减小支撑结构的振动对精密仪器和设备的影响，而对精密设备采取的隔振措施，称为被动隔振措施。

使用减振器或减振垫，常用橡胶或弹簧减振器，或者是软木、乳胶海绵、玻璃纤维隔振垫片等，自振频率可小至3～4 Hz，适用于外界干扰频率较高的场合，这是使用较多的一种措施。

使用悬吊式隔振器，这种形式构造较复杂，自振频率可低至1～2 Hz，适用于对水平振动要求较高、外界干扰频率较低、同时仪器设备自身没有干扰振动的情况。

一些运用主动隔振措施尚未达到预期的控制振动传递目标的，可以继续用适当的局部被动隔振方法予以消除，以获得效果很好的低成本的防振工作台，来适应某些仪器设备的特殊要求。

5. 减振材料

（1）减振器

1）剪切减振器。具有承载能力较高、自振频率较低、安装方便、阻尼较大的优点，已广泛应用于实践。

2）钢弹簧减振器。具有材质均匀、性能稳定、承载能力高、耐久性好等优点。圆柱弹簧隔振系统的自振频率一般为2～3 Hz。

3）空气弹簧减振器。自振频率为3～5 Hz，适用于光栅刻线机、电子显微镜、精密计量仪器的隔振。

4）组合式减振器。一种弹簧与橡胶组成的组合结构，具有弹簧和橡胶两种减振材料的特性，用途广泛。

5）薄板式减振器。在两层或几层金属板之间，粘贴橡胶减振层，本质还是橡胶的减振作用，整体结构方便使用。

6）钢丝绳减振器。是一种悬吊式非线性减振器，减振效率高、造价低、安装维护容易。市售有SJ型定型产品，适用于电子仪器设备的隔振。

（2）隔振材料

1）玻璃纤维。玻璃纤维隔振性能好、来源广泛、容易施工、成本低，但只能在作用力的垂直方向才起隔振作用，属单向隔振材料，广泛应用于基础隔振。

2）软木。软木是传统的隔振材料，由于容易永久变形而失效，故作用在软木上的压应力只能选取在0.06～0.1 MPa范围内。

3）人造海绵。人造海绵隔振体系自振频率在 5 Hz 以下，且能吸声，但承载能力较小、容易老化，故一般只用于能够方便更换的精密仪器设备的隔振。

4）沥青。沥青属可塑性材料，可用做隔振材料的胶黏剂，也可以用疏松材料吸收后作隔振垫层，用于基础隔振。但由于存在较大的污染，使用渐少。

5）隔振胶液。隔振胶液主成分为氯丁橡胶，填料多为疏松物质，用以黏合各种隔振材料，具有强隔声及阻尼作用，其耐久性优于沥青。

第三节　化验室设计实例

学习目标

1. 了解常见化验室的设计要求和设计方法。
2. 掌握仪器分析化验室的组成和平面布置，掌握天平室的设计。
3. 能简单设计一个化验室。

一、仪器分析化验室

仪器分析化验室一般都要求恒温恒湿、空气净化、气体流通、排风等，并且采用中央空调系统。防振要求较高的仪器设备，首先选择好在化验室的位置，设置独立的设备防振基础和隔振措施。要求仪器分析化验室有交流、直流电源，单相、三相电源插座，稳压、防电磁干扰、接地、电磁屏蔽、冷却水等装置，各种气体供应包括真空和压缩空气、保护气体和载气等。建筑装修要求较高，如墙面做油漆涂料或油漆墙裙，地面做木地板、水磨石地面、塑胶地面或大理石地面等，放置仪器的工作台需稳固，采用钢筋混凝土结构的水磨石台面等。

1. 仪器分析化验室的组成

仪器分析化验室组成包括分析仪器室、样品处理室、暗室、研究室、更衣室、计算机房等，如图 2—3—1 所示。

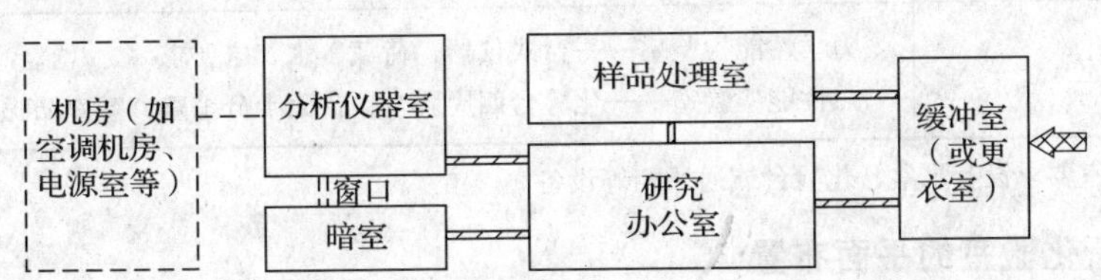

图 2—3—1　仪器分析化验室的组成

2. 各类仪器分析化验室的要求

仪器分析化验室主要设置各种大型精密分析仪器，同时也包括普通小型分析仪等。这些化验室由几个小室组成，组成房间的大小和数量随各类仪器而异，若为同类仪器，其型号不同，要求也不相同，有时会有较大差别。表 2—3—1 列出各类仪器分析化验室的要求。

表 2—3—1 各类仪器分析化验室要求

化验室名称	所属各室的要求
发射光谱化验室	样品处理室① 仪器室（摄谱室）一室内温度要求 18～28℃，湿度＜60%，窗上设有窗帘，以调节明暗，仪器的激发部分的上方要有局部排气罩装置 读谱室——窗上设有窗帘 暗室
质谱化验室	样品处理室① 仪器室——室内温度要求 18～28℃，湿度＜60%，质谱仪可能有汞蒸气逸出，要考虑室内局部通风。供水水压不低于 2 kg/cm^2，电源要有 220 V 的单、三相电插头 暗室（如为质谱计而非质谱仪时不需暗室）
X 光衍射分析仪室	样品处理室① 仪器室——须有足够的防护厚度，防护门宜有信号装置，要有良好的通风，室内湿度（65±5）%，有时需设有真空、压缩空气和冷却水等供应 控制进入的办公室 暗室
色谱分析仪室	仪器室——设有稳固的色谱工作台，工作台应离墙，以便检修仪器 气瓶储藏小室
X 射线荧光光谱分析室	样品处理室①——压片机、振动磨、玻璃球熔炉等 仪器室——室内温度 18～28℃，湿度＜60%，空间 3 m×4 m 以上，冷却水（去离子水）：3～10 L/min，PR 气体：5～10 mL/min
ICP－原子吸收光谱室	样品处理室① 仪器室——室温 18～28℃，湿度＜60%，发热量 3.14～4.312 kJ/h，接地线＜30 Ω，氩气、冷却水、排风罩 压缩空气、乙炔气、N_2O 气
光学检验室	设置专用的“V”块折射仪等台式仪器，设四周脱空的光学化验台数列，要求平整、隔振，要恒温恒湿：20℃±（1～2）℃，天然采光及遮光设备
物性检验室	力学性能检验室——台式仪器，荷载、水、电要求 热性能检验室——化验台四周脱空，台面十分平整，基座防振，台上设排风罩等

注：①样品处理室要求设有水盆、化验台或通风柜等设备。

3. 仪器分析化验室的平面布置

仪器分析化验室在具体设计时应满足该仪器产品说明书提出的要求。

仪器分析化验室通常沿外墙布置，或集中在某一区域内，以利于与各个研究室和化验室相联系，并可统一考虑空调、防护等方面的措施。在有集中空调系统的化验大楼里，以不沿外墙设置特种辅助化验室较为有利。下面是一些常见仪器分析化验室的设计实例。

（1）大型光谱化验室平面布置如图 2—3—2 所示。

（2）电化学分析室平面布置如图 2—3—3 所示。

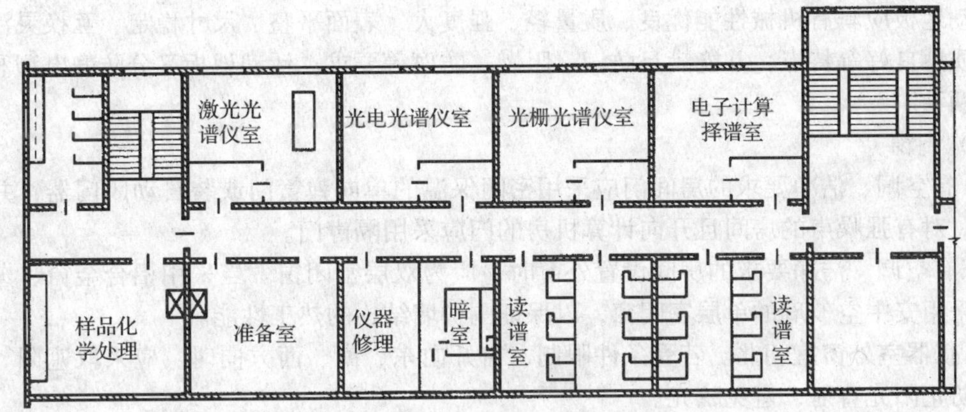

图 2—3—2　大型光谱化验室平面布置

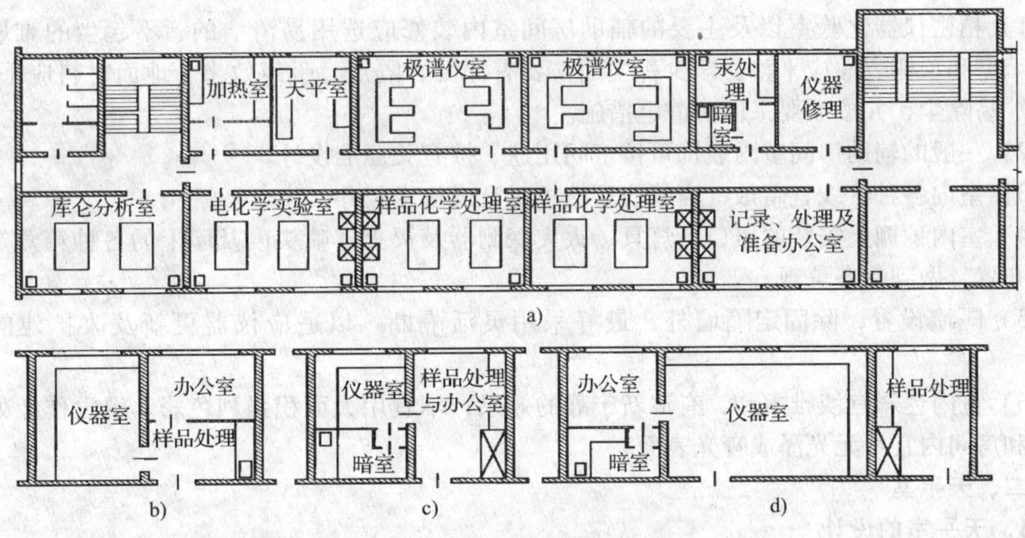

图 2—3—3　电化学分析室平面布置

a）大型　b）、c）、d）小型

4. 仪器分析化验室的室内地板、门窗和装饰

（1）地板

小型普通的仪器分析化验室采用一般的固定地板，大型精密仪器分析化验室，如 X 荧光光谱室、质谱室等因电缆多，管线复杂，需要采用架空地板。当采用下送上回送风方式时，也可利用架空地板下空间作为送风静压箱。一般地板构造有以下几种：

1）护罩式。当电缆线数量很少，可以结扎成束，并可作明线配线时，为防止碰坏电线，可在电线上加一层护罩，保护罩高度以不妨碍机柜门扇开关为宜。

2）地沟式。仅在电缆通过的地板下做沟，沟的尺寸一般净宽 250 mm，深 150 mm 即可，沟盖板划块后做成活动盖板，安上少数铝质平面拉手，以便开启。

3）活动地板。又称装配式地板，由各种规格型号和材质的面板块、可调支撑、横梁、缓冲垫等组成。活动地板架空铺设在仪器室的楼地面上作安装设备、敷设纵横交错的各种管线、电缆及空调静压箱的空间用。

活动地板应具有机械性能优良、质量轻、强度大、表面平整、尺寸稳定、互换灵活、装饰性及质感良好等特点，并能满足防潮、阻燃、防腐等要求。活动地板又分防静电型和非防静电型两种。

（2）门窗

1）有空调、洁净要求的房间门应采用密闭保温的单向弹簧门或装自动闭门器，并向室内开启。对有强噪声的房间且开向计算机房的门应采用隔声门。

2）有空调、洁净要求的房间设置外窗时，应为双层密闭窗。当采用铝合金窗、塑钢窗时，可采用安中空玻璃的单层密闭窗，以保证围护墙结构的热工性能。

3）仪器室外窗宜朝北。若受条件限制，窗开向东、南、西方向时，应采取遮阳、窗帘等措施防止阳光直射，避免眩光。

4）各房间的门应保证人员、设备进出方便。

（3）装饰

1）精密仪器化验室以及主要的辅助房间室内装修应选用易清洁的、不起尘的难燃材料，墙壁和顶棚表面应平整，减少积尘面，要有保温、隔声、吸声效果。地面材料应平整、耐磨、易除尘，并按需要采取防静电措施。

2）一般的辅助房间室内装饰可按房间用途、按有关标准设计。

3）室内各种管线宜暗敷，当管线穿楼板时宜设技术竖井。

4）室内顶棚上安装的风口、灯具、火灾探测器及灭火器喷头以及墙上的各种箱盒等应协调布置，做到整齐美观。

5）隔墙设置，除固定隔墙外，最好采用灵活隔断，以适应仪器更新及改扩建的需要。

6）室内色彩宜淡雅柔和，有清新宁静的效果，不宜用大面积强烈色彩。视觉作业处的家具和房间内宜用无光泽或哑光表面。

二、天平室

1. 天平室的设计

将天平设置在专用的天平室里，高精度天平对环境的要求是防振、防尘、防风、防阳光直射、防腐蚀性气体侵蚀和气温恒定。天平室应靠近化验室，以方便使用，宜每楼层设置天平室。天平室以北向为宜，远离振源，不宜与高温室或有较强电磁干扰的房间相邻。高精度微量天平宜设在底层。

天平室宜采用双层窗，以利隔热防尘，同时为便于读数应设窗帘箱。天平室最好通过门斗或前室进入以避免气流的影响。高精度微量天平、电子天平室应装有空调，风速宜小。天平室采用全室照明和天平台上的局部照明，局部照明可设在墙上或防尘罩内，如图 2—3—4 所示。

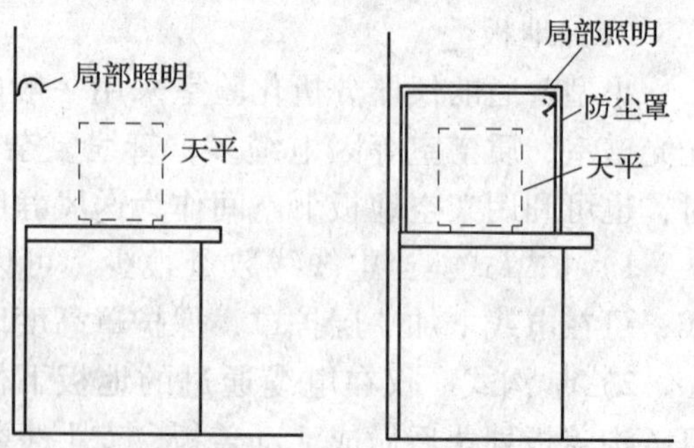

图 2—3—4　局部照明

天平室的几种平面布局如图 2—3—5 所示。

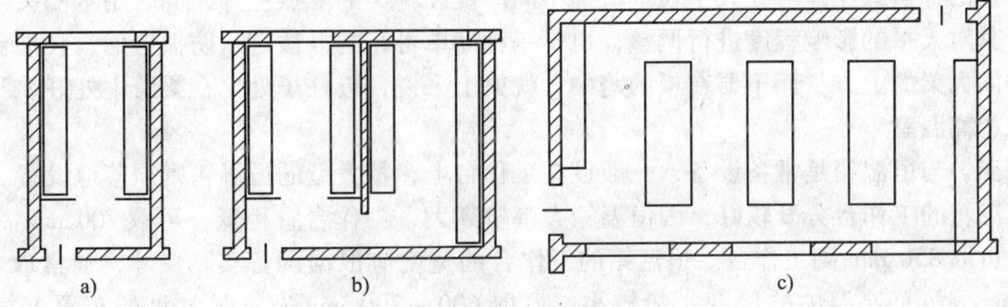

图 2—3—5　天平室的平面布局

2. 天平台的设计

常用的天平大都为台式，分析天平可以设在稳固的固定防振工作台上，高精度机械分析天平的天平台对防振的要求较高。

在设计天平室时虽然已经考虑了尽量使其远离振源，并对可能有的振源采取了积极隔振措施，但是环境的振动影响或多或少是始终存在的，如人的走动，门的开关等，故天平台必须有一定的防振措施。

单面天平台的宽度一般采用 600 mm，高度一般采用 850 mm，天平台的长度可按每台天平占 800 ~ 1 200 mm 考虑。天平台可由台面、台座、台基等多个部分组成，有时在台面上还附加抗振座。为了进一步保持天平的洁净和免受气流的影响，可以考虑设天平罩将天平罩住，使用时将门打开推入罩内。

天平台的材料可以采用具有足够刚度的钢筋混凝土台板，其面层通常采用水磨石，也可采用其他光洁的材料。一般精密天平可采用 50 ~ 60 mm 厚的混凝土台板，台面与台座（支座）间设隔振材料如图 2—3—6a 所示，如隔振材料采用 50 mm 厚硬橡皮，支座也可用砖砌筑。高精度天平下的部分台面可以考虑与台面的其余部分脱离，以消除台面上可能产生的振动对天平的影响，如图 2—3—6b 所示。天平下另有独立的并具有一定质量的台座，台座与台面间设减振器或隔振材料。减振器的选用应根据天平与台面的质量通过计算确定。

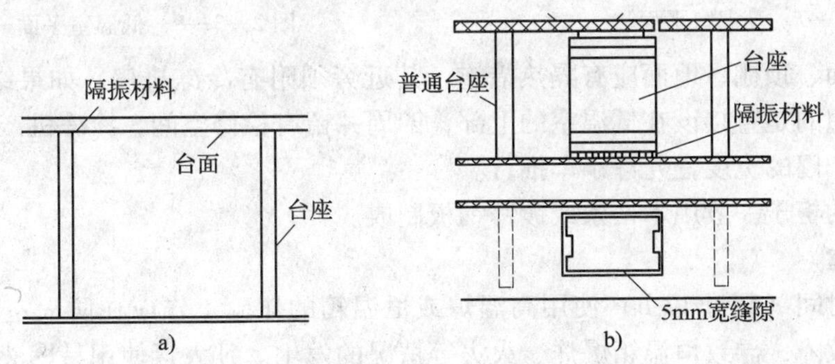

图 2—3—6　天平台

a）低精度天平台　b）高精度天平台

楼层天平台一般无台基可直接设在楼板上，如图 2—3—6a 所示。精度稍高的也可在台座与楼面间加设隔振材料，如图 2—3—6b 所示。

天平台建成后，经试用或测试尚不能完全符合试用要求时，可在台上附加减振座，也可采用特别的弹簧减振盒。在天平仪下试铺不同厚度和种类的隔振垫片，同时用木榔头敲击台面，看其对天平的影响程度进行调整，也是一种简单可行的办法。从防振考虑，天平台最好设在楼面大梁的上方，而不要在板的跨中；就梁上来说，近柱子处比在梁跨中处好。

三、高温室

高温炉与恒温箱是常备设备，一般设在工作台上，特大型的恒温箱则须落地设置。高温炉与恒温箱的工作台分开较好，因恒温箱大都较高大，工作台宜稍低，可取 700 mm 高，而高温炉可取 850 mm 高工作台。恒温箱的工作台的宽度应根据设备实际尺寸，通常取 800 ~ 1 000 mm宽，而高温炉的尺度一般较小，可取 600 ~ 700 mm 宽。最常见的布置方式如图 2—3—7所示。沿工作台的墙上应有相应的电源插座。由于设备较重，台板结构应有足够强度，通常采用水磨石或水泥砂浆面层。

生化或生物类化验室所备高温室的气温比常温稍高，人可在里面作短时间操作，室内具有加热器，墙面、地面、平顶等须有隔热措施，室内应备有紧急按钮，接至一个指示灯或警铃（其发生的声音应与火警警报有区别）。

四、低温室

房间温度如保持在 4℃，则人可在里面进行短时间的工作。如温度很低（ –20℃），则这种房间仅适宜于储藏。同时为了减少门开闭时的热气进入，应设有一前室，或一温度稍高的低温室。布置示例如图 2—3—8 所示。室内有紧急按钮，接至指示灯或警铃。

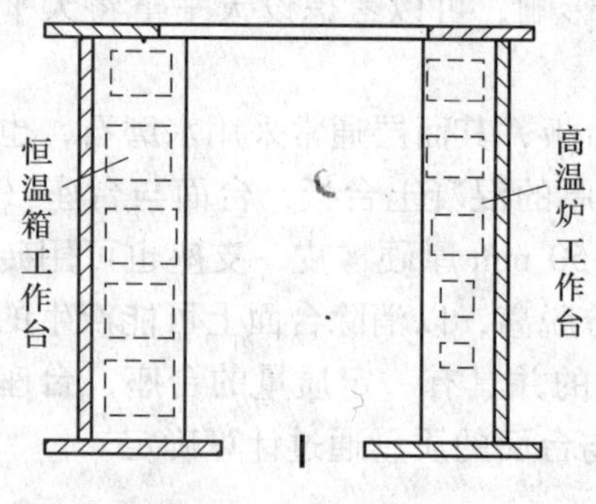

图 2—3—7　高温室平面

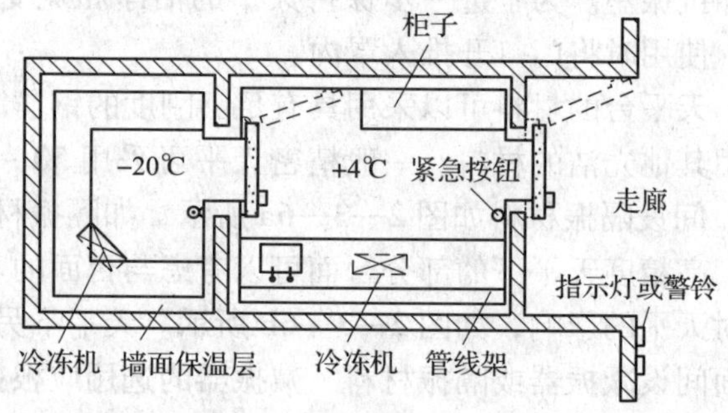

图 2—3—8　低温室平面

低温室墙面、顶棚、地面应有隔热措施，其近旁须附有冷冻机房。如果结构高度允许，冷冻设备最理想的是直接设在低温室的上部，四周并留有检修空间，冷冻机产生的热量可由机械通风排除。门的宽度宜允许小车推行。

低温室内的柜子一般用木格条或镀锌钢板制成。

五、防火室

凡连续长时间（超过 12 h）使用高温炉或恒温箱的化验工作应在防火室内进行，以防自动控制仪出故障，导致恒温箱爆炸、火灾等情况的发生。凡大量使用易燃液体或溶剂如乙醚等的化验，以及连续长时间的蒸馏工作，也应在防火室内进行。

防火室除满足化验的工艺要求外，还应考虑防火。如采用实体楼板与顶棚；房间应靠外墙，所有隔墙应通到顶部结构层，并由砖或混凝土预制块砌筑，设置能自闭的防火门；房间要有第二安全出口；设置烟、热检测装置及自动灭火装置；通风柜及其排风道应由耐火材料制成，而且风机在火警发生时能自动断路。房间里如有冷冻设备应采用不产生火花的类型。

高压电泳作业使用大量易燃液体时，应遵守防火规定中有关使用易燃液体的规定。

六、滴定室

滴定室是专门进行滴定操作的化验室，室内有专用的滴定台，台长可按每种滴定液0.5 m计算，如工厂的中心化验室（质检部）的滴定液大都在10种以上，那么滴定室内就会有5 m以上的滴定台。

七、离心室

大型离心机会产生热量，同时也产生一定程度的噪声，它们不宜直接安装在一般的化验室里，常将化验室里较大的离心机集中在单独的房间里。墙上根据离心机的数量按一定间距设置电源插座。室内应有机械通风，以排除离心机发出的热量。墙与门要有隔声措施。门的净宽应考虑到离心机的尺度。室内可按需要设有工作台及洗涤池等设备。

八、洗涤室

洗涤室是化验室里集中洗涤化验用品的房间。房间的尺度应根据日常工作量决定，但一般不应小于一个单间（如24 m^2）。洗涤室的位置应靠近基本化验室，室内通常设有洗涤台，其水池上有冷、热水龙头，以及干燥炉、干燥箱和干燥架等。如采用自动洗涤机，则应考虑在其周围留有足够空间，以便检修和装卸器皿。工作台面需耐热、耐酸。房间应有良好的排风设备。

九、标准溶液配制室

标准溶液配制室用来配制标准溶液和各种不同浓度的溶液，标准溶液直接影响到分析检验结果的准确度和精密度。因此，溶液配制室应具备整洁、无污染等条件，应独立于其他化验室，设立专用的溶液配制室，用于配制和存放标准溶液的储备液，供各类化验室使用。标准溶液配制室设立在化验室附近，一般由两个房间组成。其中一间放置天平台，天平可按两人一台考虑；另一间作存放试剂和配制试剂之用，室内应有通风柜、滴定台、辅助工作台、写字台、物品柜等。

应有配制标准溶液用的标准物质或高纯试剂的试剂柜，试剂存放在干燥器中。已配制和标定的标准溶液应存放在专用的试剂柜中。

十、准备室

准备室一般设有化验台，台上有管线设施、洗涤池和储藏空间。

十一、样品室

待分析检验的坚实试样如岩石、煤块等必须先进行粉碎、切片、研磨等处理，其所用设备既产生振动，又产生噪声，应采取防振与隔声措施。

一般使用车床、台钻、大力剪等处理金属切屑，或者将试样进行精细加工，如研磨、粉筛、分装等。有的用球磨机粉碎，也有的用钢质研钵、瓷研钵或玛瑙研钵。制样室设立清洗设施、工作台、电源插座等。

十二、储藏室

1. 普通储藏室

普通储藏室是指供某一层或某一个化验室专用的一般储藏东西的房间，不作为供有特殊毒性或易燃性化学品或大型仪器设备储藏的房间。室内可按实际需要设置300 ~ 600 mm宽的柜子，要求有良好通风，避免阳光直射，应干燥、清洁。

2. 中心储藏室

中心储藏室分为化学药品与仪器中心储藏室两种。

化学药品中心储藏室供非危险性化学药品储藏之用。它应有一传递窗，窗口下设有带抽屉与柜子的柜台，门可锁，另外还应有经管人员的办公桌、椅与文件柜和供应品发放、复核和拆包的地方。药品柜需有各种不同的宽度以适应不同的化学品瓶子，对放小瓶子的常采用300 mm宽度，放大瓶子的需要400～450 mm的宽度，柜间通道可取约1 m宽左右。第二安全出口的设置取决于房间的尺寸，至少有一道1 800 mm净宽的门。本室的消防安全问题应予以足够重视，要与有关部门商洽，决定采取何种措施。

仪器中心储藏室的柜子宽度一般在450～700 mm范围内，柜子间的通道宜宽一些（大于1 m）。至于很大和很重的设备须另设一间，室内应具备供打开大型板箱用的活动空间，并具有600～900 mm宽的十分结实的柜子，房间应有净宽约800 mm的大门。

3. 放射性物品储藏室

放射性物品储藏室中的同位素等放射性物质应在衬铅的容器里存放，并放置在专门的储藏室里，同时放射性废物也必须保存在单独的储藏室里进行处理。

4. 危险品储藏室

带有危险性的物品，通常储存在主体建筑物以外的独立小建筑物内。这种储藏室入口应方便运输车辆的出入，门口最好与车辆尾部同高，这样室内地面也就与车辆尾部同高。此外，要另设坡道通到一般道路平面，以便化验室人员平时用手推车来取货。

储藏室应结构坚固，有防火门，保证常年保持良好通风，屋面能防爆，有足够的泄压面积，所有柜子均应由防火材料制作，设计时应参照有关消防安全规定。

十三、蒸馏水制备室

化验室中溶液的配制，器皿的洗涤都要用蒸馏水，蒸馏水可在专门的设备中制取。蒸馏水室的面积一般为24 m^2左右，可设在顶层，由管道送往各化验室，也可按层设立小蒸馏水室，也可采用小型蒸馏水设备直接设在化验室里面。

十四、仪器修理室

应靠近仪器储藏室，供维修小型电子仪器与精密仪器之用，其大小取决于工作人数，室内有能放置工具、材料等的特殊工作台与储藏柜，工作台上有可调节的工作台灯、带有冷热水的水盆以及煤气、压缩空气、电源插座等设备。

思考与练习题

一、填空题

1. 化验室的设计一般包括________、________和________。

2. 化验室建筑设计一般分为________、________、________和________等几个阶段。

3. 精密电子仪器以及对电磁场敏感的仪器，应远离________、大电流电力网、输变电站（室）等强磁场，必要时可加装________。

4. 化验室的开间模数主要取决于化验人员活动空间以及________合理布置的必需尺度。我国化验室的开间一般采用________、________、________三种开间模数。

5. 通常化验室的走廊平面类型为________、________、________。

6. 为充分利用自然光线，布置化验台时应尽量避免________摆放。

7. 化验室的操作台及地面应作________处理。化验室如安装地板应考虑防________。

8. 设备接地最简便的方法是连到一个________（如自来水管）去接触地面。

9. 通风柜的平面布置方式有________、________、________。

10. 木骨架通风柜的柜门基本上有五种类型________、________、________、________以及________等。

二、选择题

1. 天平室工作温度为（　　）℃，温度波动不大于0.5℃/h，相对湿度50%～75%。

A. 20　　B. 10　　C. 5　　D. 30

2. 精密仪器室的湿度在（　　），尽可能保持温度、湿度恒定。

A. 10%～20%　　B. 30%～40%　　C. 50%～60%　　D. 60%～70%

3. 化学分析化验室室内照明宜用柔和自然光，要避免直射阳光，当需要使用人工照明时，应注意避免光源（　　）对化验的干扰。

A. 色调　　B. 亮度　　C. 强度　　D. 都不对

4. 单走廊平面净宽（　　）m左右。

A. 1.7　　B. 1.6　　C. 1.82　　D. 1.5

5. 为了取得最佳工作环境和避免阳光向仪器、试剂直射，化验室一般应取（　　），并避免在东西向（尤其是西向）的墙上开门窗户。

A. 西北朝向　　B. 南北朝向　　C. 东北朝向　　D. 西南朝向

6. 电气照明灯具一般应布置在工作台上方，离工作台面不宜超过（　　）m，尽量使室内照度均匀，并注意避免眩光对眼睛的影响。

A. 2　　B. 2.5　　C. 1　　D. 1.5

7. 楼面荷载按照《工业与民用建筑结构荷载规范》，一般规定教室、化验室、阅览室、会议室、办公大楼的楼板载荷为（　　）kg/m^2。

A. 180　　B. 190　　C. 200　　D. 210

8. 排风系统的有害物质排放高度，在一般情况下，如果附近50 m以内没有较高建筑物时，排放高度应超过建筑物最高处（　　）m以上。

A. 1　　B. 2　　C. 3　　D. 4

9. 室内酸性排水管道地上部分采用（　　）管，埋地部分宜用耐酸陶瓷管较好。

A. 钢管　　B. 陶瓷管　　C. 铸铁管　　D. 硬聚氯乙烯塑料管

10. 自然振源的振幅一般情况下仅有百分之几微米到十分之几微米，其频率大都在（　　）Hz，对化验室的仪器设备基本不发生影响。

A. 1～2　　B. 2～3　　C. 3～4　　D. 4～5

三、简答题

1. 简述化验室建设规划的主要内容。

2. 施工图设计主要内容有哪些？

3. 化验室设计方案要求有哪些？

4. 对危险物品储存室的要求有哪些？

5. 化验室使用的电气装置和仪器设备为什么接地？

6. 集中式排风系统和分散式排风系统有什么区别？
7. 通风柜的柜壁有哪几种？各自的要求有哪些？
8. 化验室在什么情况下使用排气罩？排气罩布置的注意事项有哪些？
9. 化验室空气调节的作用是什么？
10. 化验室的给水的方式有哪些？
11. 简述工程管网布置方式。
12. 化验室防振的主要途径是什么？常用哪些方法？
13. 化验室内部的隔振措施有哪些？
14. 用学过的设计原理，简单设计一个化验室。

第三章　化验室技术装备与管理

第一节　化验室仪器设备管理

学习目标

1. 了解化验室仪器设备配备的基本原则及仪器设备管理的主要任务。
2. 掌握化验室仪器设备管理的主要内容和基本要求。
3. 能够制定化验室仪器设备管理的各项制度并能付诸实施。

一、化验室仪器设备的配备

1. 仪器设备的配备

正确选择和采购仪器设备是降低化验室投资和日常运行及维护费用的关键，是仪器设备管理的重要环节。通常，选择仪器设备需要对其进行技术考察和经济评价。

（1）技术考察

1）功能。仪器设备的功能必须满足化验要求，欲购置的仪器设备的功能应该与其计划任务相适应，不应购置性能不足的仪器设备，同时也要避免某些拥有过多剩余功能的高档设备长期闲置不用。

2）可靠性。仪器设备必须耐用、安全、可靠。所谓可靠性是指测量仪器设备在规定条件下和规定时间内，完成规定功能的能力。只有仪器测量精度合乎要求，又有足够的可靠性的仪器设备，才有实用价值。评价仪器设备可靠性的高低，通常从四个方面判断：产品是否经久耐用；运行过程是否平稳；测量数据是否稳定；测量数值是否准确。

3）维修性。维修性是仪器设备的一种质量特征，是仪器设备在规定的条件下和规定的时间内，按规定的程序和方法进行维修时，保持或恢复规定状态的能力。维修性高的仪器设备，一般是结构合理，易于拆卸、检查和更换，易损的零部件易采购。在功效和费用相同的情况下，应选择维修性高的产品。

4）耐用性。耐用性是指在测定条件有小的变动时，测定结果不受其影响的承受程度。仪器设备的耐用性不但包括自然寿命，还包括在运行过程中精度下降及其与技术进步之间的差距，这些在事实上也缩短了仪器设备的实际可用寿命。

5）互换性。互换性好的新设备可以兼容旧型号的设备，有些还可以与其他相关的设备方便地衔接，从而提高仪器设备的实际使用性能。

6）成套性。选购设备应根据实际分析任务的需要配套，包括单机配套、机组配套和项目配套，以充分发挥主机的功能。另外，成套性还包括仪器设备的系列化。

7）节能性。节能不但指主机的能量消耗，而且还包括整个分析测试过程的能耗及其他辅助材料的消耗。

8）环保性。环保性也是社会发展的需要，要求仪器设备在运行中对环境的干扰和影响应尽可能小，避免污染环境。

选择仪器设备是一项综合技术，必须认真做好调查并对各方面因素进行全面的综合评价。

（2）经济评价

化验室仪器设备一般不直接产生效益，但是在运行过程中，低能耗、高效率以及低的原材料消耗等方面，却可以显示其经济价值。在多数情况下，化验室仪器设备的使用会受到产品检验标准的制约，选择余地不大，但在型号、产地和功能方面，仍然还是可以充分考虑的。

2. 仪器设备管理的任务

仪器设备管理就是依据现代管理的科学理论，以现代科学技术为手段，以设备的寿命为对象，全员参加的讲究实效的综合性管理，是一个包括了仪器设备运行全过程的系统管理工程。其实质是在现有的条件下，如何使仪器设备最大限度地发挥它的社会效益和经济效益。

仪器设备管理的根本目的在于充分发挥仪器设备的技术性能和投资效益，为企业的产品质量管理和科研、新产品开发服务，为提高企业的经济效益服务。利用有效的管理措施，使仪器设备以良好的技术状态为生产及科研服务，最大限度地发挥其投资效益，则是仪器设备管理的中心任务。包括以下几个方面：

（1）根据分析任务的要求和未来生产发展的计划，提出合理、适用的仪器设备购置装备计划。

（2）根据装备计划，正确选择及购置仪器设备，所选择购置的仪器设备既要达到技术先进又要经济合理，这是选择和购置仪器设备的基本原则。

（3）仪器设备在购进后，应首先进行安装调试，在达到规定技术性能的情况下应尽快地投入使用，并按照计划进行定期维护保养、检定校准，以保证仪器设备处于良好的技术状态。设备损坏时应如期修复，使设备提供最大限度的可用时间。当仪器设备损坏而又无修理价值（型号过于陈旧，不能适应分析化验的要求；或者仪器设备使用已到寿命周期时），应按规定申请报废、淘汰。

（4）有目的地进行技术开发，有计划地更新换代，来确保仪器设备的性能满足分析检验工作的需要。

（5）建立健全仪器设备的技术档案，包括原始档案和使用档案。

（6）控制仪器设备的运行费用，把对设备保养、维修、改造、更新的费用控制在合理的水平，降低设备的运行成本。

（7）在对各环节实施有效控制的同时，制定具体的仪器设备管理制度，为化验室检测结果的准确有效提供制度保证。

二、化验室仪器设备的管理

1. 申购计划管理

（1）购制计划的编制

1）编制仪器设备购置计划的依据。采购仪器设备时应主要考虑：生产中控分析和产品质量检验所必需的分析测试仪器；技术改造和产品开发等科研工作必需的仪器设备；企业生产发展和技术进步所需要更新的仪器设备等。

2）经常性购置计划和年度购置计划。化验室的仪器设备因使用性能逐渐降低而不能满足需要或突然损坏时，需要及时补充、备用，所以要编制经常性购置计划；考虑化验室分析检验系统整体的可持续发展，应编制年度购置计划。

（2）仪器设备的申购选型、论证和审批

根据化验室检验系统有关专业工作室分析检验工作或其他工作的需要，由专业工作室负责人提出仪器设备申购计划，进行仪器设备的申购选型。

在购置大型、精密、贵重仪器设备前，应组织可行性和必要性论证。论证评审工作由中心化验室与仪器设备管理部门负责组织。第一要论证该仪器设备的必要性，并进行使用效益预测分析；第二要对仪器设备的功能要求、选型情况、国内外同类产品性能及价格比较、现有设备的数量及使用情况做详细调查说明；第三要考察使用人员、安装场地、配套设施等外部条件是否具备。论证报告最后要单位负责人签字，报设备管理部门备案。

购置计划的审批程序严格按照单位《仪器设备管理办法》执行。设备管理部门应根据企业的发展规划，按照资源优先配置、统筹规划、保证重点、发展特色的原则，对各设备购置论证报告和购置计划进行合理、科学的编制，并报主管部门审议、审批，确定最终需要实施的购置计划。

（3）申购计划的实施

根据批准的仪器设备申购计划，由企业的供应部门或化验室（对小企业而言）制订采购实施计划。如无特殊规定，均进入市场进行采购。

2. 日常管理

（1）账卡的建立

设备验收工作完成后，要对被验收的仪器设备建立专门的账目、档案、标牌，移交使用并进行日常运行管理。

企业账务部门设仪器设备（固定资产）资金分类账；设备管理部门设仪器设备（固定资产）分户账、卡；化验室设仪器设备（固定资产）账、卡，而且该账、卡必须与设备管理部门的账、卡一致。仪器设备卡及设备管理卡样式如图3—1—1所示。

仪器设备卡
仪器名称：
仪器型号：
仪器编号：
仪器使用、保管人：

××××××××公司设备管理卡			
设备名称			
规格型号			
设备编号			
设备厂家			
设备状态		功率	
责任人		存放地点	
有效期至：			

图3—1—1　仪器设备卡及设备管理卡样式

化验室财产管理人员对本单位的仪器设备购置、调入、调出、借用、报损、报废等各种凭证、单据要进行妥善保管，按年装订成册，存入档案，不得丢失和销毁。

(2) 定期核对和校验

仪器设备账卡建立、录入管理数据库后，要定期进行核对和校验。

化验室财产管理人员要保持账目清楚，卡片存放有序，账、卡、物每年年初应依据设备管理部门打印的上年度新增仪器设备清单，认真核对新增仪器设备的账、卡、物，确保账、卡、物三者相符。对不符的项目尽量填全，以保证各项目内容准确、完整、齐全。

仪器设备变更时，如：增添、转让、租借、变卖、调拨、报废、丢失等变动，必须按照有关制度到设备管理部门办理相应的手续，及时进行账、卡调整，确保管理部门与化验室的账、卡相符。凡购置的扩大功能件，虽价值很高，但不能单独作仪器设备进行编号，只能做其主机的增值处理，但必须在主机设备卡片“主要配套情况栏”注明名称、数量、单价、规格、购置时间。

(3) 保管和使用

1) 仪器设备的保管

①化验室应建立健全仪器设备的保管制度。

②凡新购买的仪器设备，必须会同技术负责人进行开箱验收，登记入库。

③化验室的仪器设备经验收合格后，无论是调入运行还是储存状态，均应指定专职人员负责保管工作。

④仪器设备的保管人员负责仪器设备的日常维护和保养，日常运行情况记录，并对仪器设备的运行状况有明确的了解。

⑤凡发现仪器设备运行异常，应立即停止运行并及时报告有关主管部门，组织检查维修。需要启动备用仪器设备的，应及时启用，以免影响分析化验工作。

⑥凡需要定期进行计量检定的仪器设备，保管人员必须按规定的时间申报检定，保证仪器设备状态正常，确保测量数据准确。经检定的仪器设备必须贴上标志，不合格的仪器不能使用。凡发现仪器设备计量异常，应随时报告，并根据实际情况申报临时报修和检定，以确保仪器设备的计量准确、可靠。

⑦对暂时不用的仪器设备，应封存保管，并定期清扫、检查，以保护封存仪器设备不致损坏。

⑧对不遵守有关规定使用仪器设备者，保管人员应及时提出意见，避免发生损坏。不听从劝告者，应予批评。若造成仪器设备损坏，应追究当事人责任。保管人员玩忽职守，致使仪器设备损坏，应追究事故责任。

2) 仪器设备的使用

①仪器设备应确定专人保管、保养，贵重仪器必须由专人或经考核合格的人员操作，按期检验或校验，由仪器保管人员监督、执行使用登记和使用交接验收制度。

②建立健全仪器设备的安全操作规程及维护保养制度，并严格执行。一般仪器设备，使用人必须熟练掌握操作程序，才能操作。初学者，应在熟练掌握该仪器操作程序的人员指导下，进行操作。

③仪器设备在操作过程中如有不正常现象必须立即停止使用，并报告主管部门，待故障排除后，才可以使用，原化验数据无效，严禁带故障工作。

④认真做好仪器设备的日常保养，根据仪器设备特性的不同，做好防潮、防热、防冻、防振、防锈等工作，保证仪器设备有良好的运行环境，以保证仪器设备正常运行，延长使用寿命，确保化验安全、数据可靠。

⑤化验室的仪器设备的完好率必须保持在优良状态。凡低于规定完好率的仪器设备，如无法修复，则禁止继续使用，必须及时淘汰。

（4）损坏和丢失后的赔偿

1）仪器设备赔偿的原则

①在仪器设备的使用过程中，凡由下列原因发生责任事故造成损失的，一律按规定赔偿：不听从指挥，不遵守操作规程，不按规定进行操作者；未经批准擅自动用、拆动、移动、外借仪器设备者；尚未掌握仪器设备的使用与操作技术，未取得使用证书，或未经允许擅自使用者；工作责任心差，粗心大意，误操作或操作不慎，保管不妥，随意浪费者；由于其他主观原因造成仪器设备损坏、丢失者。

②属下列情况之一者，并经主管部门验证，或由主管部门委托有关专家论证，可不予赔偿：仪器设备因质量低劣或超过使用年限，导致的合理自然损耗或在正常使用情况下发生的损坏；由于分析工作本身的特殊性，致使操作过程复杂，导致难以避免的损耗；由于其他意料不到的客观原因造成的仪器设备的意外损坏与丢失。

③属于下列情况可酌情减免赔偿：能按照操作规程进行操作，确因缺乏经验或技术不够娴熟造成损失；一贯遵守纪律和制度，爱护仪器设备，偶尔疏忽造成损失；发生事故后，能积极设法挽救损失，主动如实报告，认识态度好；因工作性质，经常接触易碎、易损的低值易耗品，造成损失情况不严重者。

④仪器设备损坏丢失后，严重影响分析工作或当事人态度不好，有意隐瞒推卸责任，经严肃批评教育后，还应加重处罚，并给予必要的纪律处分。

2）赔偿依据

①被损坏的仪器设备经修复后，原来性能指标不降低，且能正常使用，应以修理费（包括运输费等）为依据赔偿。

②仪器设备损坏后虽经修复，但性能指标严重下降，应重新估价，以损失价值加修理费为依据赔偿。

③仪器设备丢失损坏后，无法找回、修复的，按其新旧程度合理折价作为赔偿依据。

（5）设备调拨

随着社会生产的日益市场化和经济全球化的不断发展，生产企业化验室之间的相互协作也日益加强，化验室之间的技术交流也逐渐增加，仪器设备的外借、转让或调拨的现象经常发生。

为了避免不必要的矛盾和争议，在仪器设备的外借、转让或调拨时，要指定专人做好仪器设备的技术鉴定，做出详细记录，参与外借、转让或调拨的双方在鉴定书上签字认可。要填写相应的《仪器设备调拨申请单》如图 3—1—2 所示，并报主管部门批准。外借的仪器设备，归还时要重新进行检查验收，合格后双方签字，才能回收使用。

（6）报废

仪器设备、器材在使用、保存过程中，必然会出现陈旧、耗损、元器件老化等问题，从而失去使用价值。为此，应定期进行清查、处理调整账目，做到账物相符。

×××××公司（厂）仪器设备调拨申请单

调入单位　　　　　　调出单位　　　　　　　　　　年　　月　　日　　第三联留资产管理部门

设备编号	名称	型号规格	机身号	单价	调入单位领用人	调入单位存放地点
合计金额（大写）						
调出日期	年　　月　　日		归还日期	年　　月　　日		

调出单位管理员（签名公章）　　　　调入单位管理员（签名公章）　　　　资产登记人

注：调拨单填报时要一式三联，并需调入、调出单位双方盖章确认，分别留资产管理部门、调入单位、调出单位。

图 3—1—2　《仪器设备调拨申请单》样式

1）报废仪器设备的范围

①国家规定的淘汰目录的仪器设备。

②仪器设备陈旧落后，市场不能提供所需零配件，不能改为他用，不能适应分析化验要求，又无另外的合适用途的。

③仪器设备已到寿命周期。

④仪器设备、器材严重损坏，丧失修复可能性。

⑤仪器设备损坏，虽可以维修，但若维修费用远超其价值，则已无修理价值。

2）仪器设备的报废程序

①凡提出报废的仪器设备，由申报资产管理员在设备管理部门领取《仪器设备报废审批单》，认真填写，详细写明申报原因，并由化验室主管和技术鉴定人员对申请报废的仪器设备进行技术鉴定、签署意见后，送交设备管理部门。

②设备管理部门组织有关技术人员到各单位对申请报废的仪器设备逐台进行技术鉴定和账、物审核，提出处理意见，报请有关领导批准。

③经各级主管领导批准报废的仪器设备，由设备主管部门打印报废清单，并报财务部门审核盖章。审批手续办完后，由设备管理部门和设备所在单位共同进行账务处理。

（7）完好率和利用率

化验仪器设备的完好标志是指其性能良好，基本保持出厂指标，零部件齐全，运行正常。仪器设备完好率是指完好的仪器设备台数与在用仪器设备总台数之比率。化验室仪器设备的完好率反映了化验设备管理水平和化验人员的操作水平，以及仪器设备的维护保养技能的实际水平。由于化验室担负着质量检验和质量监督职能，因此，化验室的仪器设备的完好率必须保持在优良状态。凡低于规定完好率的仪器设备，如无法修复，则禁止继续使用，必须及时淘汰报废。

化验室仪器设备的利用率是指仪器设备在一年中的实际使用时间和年额定使用时间之比率，一般不作考核，但是，在现有仪器设备利用率不高的情况下，若再购同类型设备时应认真核实，避免浪费。正确使用化验室的仪器设备，是实施化验室职能的基本保证。

提高仪器设备的完好率和利用率要注意以下基本要求：

1）合理配置仪器设备的管理和使用人员，通过有效的措施，提高他们的工作积极性和责任感。

2）加强仪器设备的常规管理和技术管理，使仪器设备处于完善可用的状态。

3）合理安排，使仪器设备处于合理的满负荷工作状态。

4）充分保证仪器设备正常运行的基本条件，如水、电、能源的安全输送，仪器设备运行所消耗物品的供应，仪器设备维护费用的保证。

3. 仪器设备的技术管理

（1）合理选购

市场上同一种仪器设备型号众多，就性能和价格而言，差别是相当大的。例如，一台国产的普通气相色谱仪，3 万元人民币即可购得，而一台进口的高档气相色谱则要 20 万～30 万元人民币，甚至更多。对用户来说，选择余地当然很大，激烈的市场竞争也为用户提供了花最少的钱买到实用仪器的途径。如何选购一台令人满意的仪器呢？一般来说，在选购仪器设备的型号时应注意以下几个原则：

1）实用性原则。所谓实用就是根据自己的分析需要，选择能满足自己分析要求的仪器。在市场经济条件下，应该考虑投入产出比，而不应一味追求性能最好、功能齐全。实用性的另一方面是购买仪器时不必带用不着的、起码是近期用不着的零备件，这样在经济上是合算的。

2）最佳性能价格比的原则。最佳性能价格比就是花最少的钱买到最好的性能。要做到最佳性能价格比，需要在购买仪器设备时多作市场调研，还要根据自己的分析，确定哪些性能是必须达到的，哪些性能是可以降低要求的。

3）良好售后服务的原则。仪器越先进，越要求售后服务好，因为一般操作人员不可能去修理集成电路。有的公司开通了免费咨询服务电话，有专门技术人员值班，回答用户的问题，随时帮助用户排除故障，深受用户欢迎。但是，也有的厂商售后服务较差，要么维修人员少，服务不及时，要么维修人员的水平有限。良好售后服务的另一标准是技术支持，即不仅培训仪器操作和维护，还为用户提供分析方面的技术咨询。因此，在签订仪器购买合同时，要注意核实售后服务方面的条款。

4）发展的原则，即今后增加仪器配件和升级的问题。现在很多大型仪器大多是模块式设计，第一次购买时不一定什么都买全，当今后需要时买来接上即可使用，不致由于技术的发展而使仪器过早被淘汰。还有大型仪器设备工作站软件的升级问题，在这方面，网络化是一个值得注意的发展趋势。如果仪器有网络功能，需要时可接在局域网或国际互联网上，这将是今后一个不得不考虑的问题，尤其是一些较大的企业和大型化验室，网络化将是一个必须解决的问题。

（2）验收

验收是购置仪器设备的最后一环，也是仪器设备投入使用前对其进行全面检查的关键一环。仪器设备的验收过程也是了解设备技术状况、建立原始档案的过程。通过对仪器设备的验收工作，人们可以对仪器设备的实际性能有更多的认识，对于未能达到规定的技术要求的仪器设备，可以及时地退还供应商，避免经济损失。仪器设备一般的验收方法包括外观、数量和质量三个方面。

外观验收是指检查仪器设备的内、外包装是否完好、无损，仪器设备本身和外设部件是否有损伤，型号规格是否与订购的一致。

数量验收是指根据合同和装箱单对仪器设备的主机、附件和配件进行一一清点，看是否有短缺、是否与主机配套。

质量验收是按照产品说明书或操作手册所规定的操作程序进行使用，看是否能达到预期的效果。

1）仪器设备验收的程序和要求。验收工作是一项技术性很强的重要工作，必须有一套完善的验收程序。流程如图 3—1—3 所示。

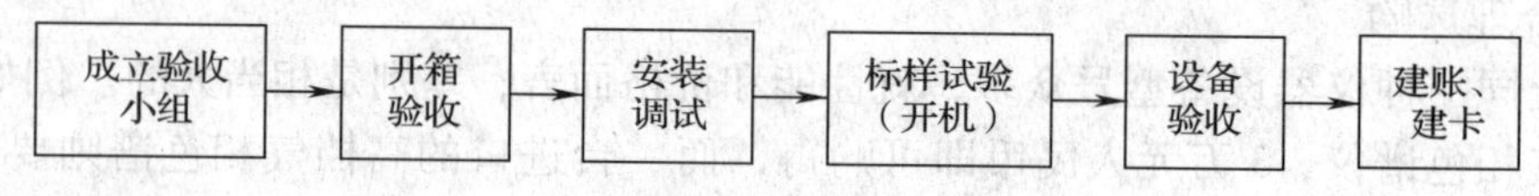

图 3—1—3　仪器设备验收的流程

在仪器设备，尤其是大型仪器设备合同签订后，进货单位应明确 3 人以上的技术人员组成验收小组，负责设备的到货、安装、验收等技术工作。人员名单报设备管理部门，进货单位可根据设备的情况提出是否聘请外单位专家参与验收小组，并报设备管理部门批准。

设备到货后，设备管理部门会同使用单位技术人员及厂商现场开箱（进口设备还需会同商检部门）。按装箱清单逐一清点核对，并认真检查设备在运输过程中有无破损。若清点核对的与清单所列的有误或破损影响使用的意外情况，设备管理部门负责与厂商联系协商解决。开箱验收清点无误，且外观无破损为开箱合格，参与验收人员在清单上签字。

开箱验收合格的设备由厂商负责安装调试，同时对设备操作使用人员进行培训，帮助他们掌握使用操作和维护保养等技能。

设备安装调试后，由厂商和进货单位各自提供标样进行测试分析（开机运行）。测试结果，精度，误差和各技术参数，技术指标符合设计要求的为合格。

所有验收工作完成后，要对被验收的仪器设备建立专门的账目和档案，移交使用并进行日常运行管理。

2）仪器设备验收中几个问题的处理

①物、证不符。一种是物资与采购单不符，应予以退货（换货）。另一种是物资与采购单相符，但随货资料不符，应迅速与供货单位联系，物资则暂存待验，待资料齐全后再做正式验收。

②验收不合格，应予以退货。

③属于生产厂家或供应商负责调试的，如达不到要求，应要求厂家或供应商换货，重新调试，并根据实际情况酌情索赔。

④由于其他因素延误验收的，应根据实际情况迅速向有关方面交涉，并酌情索赔。

与所有的物资管理一样，仪器设备的验收必须认真、准确、及时。除了另有约定以外，所有验收程序必须在规定的“索赔期”内完成（特别是进口物资），以免造成经济损失。

（3）维护和保养

仪器设备的维护保养，就是及时地处理仪器设备在运行中由于技术状态的变化而引起的大量常见问题，是仪器设备自身运行的客观要求。维护保养是一种追加劳动，没有这种追加劳动，就会加快仪器设备的磨损，缩短其寿命。维护保养能及时改善仪器设备的使用状况，保证它们的正常运行，延长它们的使用寿命，使它们在应用中充分发挥作用。

仪器设备的维护保养内容包括清洁、润滑、紧固、调整、防腐等。维护保养工作依据工作量的大小和难易程度，可分为例行保养、一级保养、二级保养和设备的检查几个等级。

1）例行保养。例行保养又称日常保养，它的保养项目和部位较少，大多数在设备的外部，由操作人员承担。在交接时，例行保养要作为检查的内容，例如：化验做完，化验人员把仪器设备交还管理员时，一定要把仪器设备擦拭干净，检查外部有无碰伤，外部各种操作旋钮和仪表有无损坏等；而操作机床等大型设备，每次工作完毕，操作者一定要将床身、机身擦拭干净，养成良好的工作习惯。

2）一级保养。一级保养的保养项目和部位较多，既有仪器设备的外部，也有仪器设备的内部，如机床、电动机等设备传动部件的定期注油，计算机定期杀毒等。这种保养一般由化验室负责人进行，一级保养要根据仪器设备的特点定期进行。

3）二级保养。二级保养的保养项目和部位最多，主要在仪器设备的内部，如对投影机的液晶片进行清洗。这种保养一般由仪器设备专职检修人员或生产厂商专业维修人员进行，学校管理员协助，二级保养也要定期进行。

仪器设备保养还要注意以下两个要求：一是要制定仪器设备的保养制度，做到维护保养经常化、制度化，并与化验室的清洁工作结合进行，责任落实到人。二是仪器设备的保养应坚持实行“三防四定”制度，即要做到防尘、防潮、防振和定人保管、定点存放、定期维护和定期检修。

（4）仪器设备的检查

仪器设备的检查，就是对仪器设备的运行情况、工作精度、磨损或腐蚀程度进行检查和校验。检查是仪器设备维护管理中的一个重要环节。通过检查，及时查明仪器设备的隐患，针对发现的问题，及时进行维护保养或提出修理计划，同时改进维护工作的措施。检查可分为日常检查、定期检查和修理前检查。日常检查就是每次使用前、后的检查，由仪器设备的使用人员进行；定期检查是按照工作计划，由化验室负责人定期执行；修理前检查是每年定期对各化验室（实习工场）的主要仪器设备进行一次较普遍的检查，摸清仪器设备技术状态的实际情况，作为制订下一步保养和修理计划的依据。

（5）校正仪器

目前，一般化验室的仪器设备主要有三大类，一是强制性检定仪器设备，二是自检或自校仪器设备，三是其他辅助仪器设备。

1）强制性检定仪器设备，根据计量法等有关法律法规的相关要求，必须由计量部门进行强制检定。《中华人民共和国计量法》第十一条规定“计量检定工作应当按照经济合理的原则，就地就近进行”。因此这项工作应由当地计量部门完成。对于某些仪器设备，当地计量部门不具备检定条件的，可以由其上级计量部门完成。这类仪器主要有：气相色谱仪、气相色谱质谱联用仪、液相色谱仪、液相色谱质谱联用仪、原子吸收分光光度计、原子荧光光度计、紫外及可见分光光度计、电导率仪、酸度计、电子天平、温度计、干湿温度计及压力表等仪器设备。对于此类设备应及时登记建立设备台账，制定检定周期表，定期进行检定。在检定周期内，对于某些大型仪器还要进行期间核查，以确保仪器的正常运行。对于玻璃量器，也应该按照规定的要求及时进行检定。

2）自检或自校仪器设备，如各种用于加热的电炉、电热套等，还有用于烘干的烘箱以及电热恒温水浴锅等设备，对于此类设备，可以自行定期检查，确保其性能可靠，满足检测工作的需要。同时也应建立相应的设备台账，以备核查。

3）其他辅助仪器设备，主要有用于计算的计算机、工作站（计算机）、调节室内温湿度的空气调节器（空调、去湿机）等设备。对于这类设备也要加强管理，及时保养，保证运行正常安全。

（6）修理和淘汰

仪器设备的修理，就是修复由正常或不正常的原因而引起的仪器设备的损坏。修理的实质是物质磨损（包括损坏、腐蚀、老化）的补偿。修理的基本手段是对零部件的修复和更换，通过修复和更换，使仪器设备的效能得到恢复。修理所依据的理论是仪器设备的磨损和故障规律。仪器设备的修理是必要的，尤其是到了设备寿命周期的后期，修理工作更为重要。化验室的每一位管理人员、专职检修人员、化验操作人员都必须熟知相关仪器设备运行过程中的磨损和故障规律，只有这样才能使仪器设备的维修按科学的方法正确地进行。

1）事后修理。事后修理即在仪器设备发生故障以后进行的修理。对已经发生损坏的零、部件，进行修理或更换作业，并进行必要的调整和调试，使受到损坏的仪器设备恢复到原来的技术性能。由于是在事后采取的修理措施，故通常称为“事后修理”。事后修理目的性较强，但是，由于发生故障的时间通常是在人们意料之外，故往往会缺乏思想准备和物质准备，导致修理时间比较长，容易打乱正常化验工作的进度，影响分析测试工作，给生产带来不良影响。

2）预防修理。通过日常的维护保养和经常的检查，掌握仪器设备的运行规律，在预测可能出现的故障发生以前，有计划地安排修理时间进行修理，由于带有预防性质，故称为“预防修理”。预防修理相对来说，比事后修理少用修理工时，可以把修理工作对分析测试工作的影响大大减少。某些耗时较少的修理项目，还可以安排在化验室的工作间隙中进行，有利于化验计划的执行。

3）生产修理。生产修理是在企业日常生产过程中经常使用的一种修理方式。

不同化验室仪器设备的修理安排，必须根据各自仪器设备的特点和修理技术力量的实际情况研究确定。一般来说，普通设备多采用事后修理，重要的设备则采用预防修理；发生故障损害比较大的设备采用预防修理，反之则采用事后修理。总之，不管采取哪种修理方式，目的都是为了尽可能降低化验室仪器设备的修理费用开支，从而降低分析化验成本。

仪器设备失去使用价值后，应报废淘汰。淘汰的仪器设备要由化验室提出申请，提交技术鉴定资料，进行专业审核，报主管部门审批后，执行“淘汰”决定，办理淘汰手续，核销账目和实物。

4. 大型精密仪器的管理

精密仪器是与一般仪器比较而言的，通常把能够进行“半微量”成分分析测定，并且仪器的刻度细分至全量程的0.5% ~1%，实际测量读数误差在全量程的1%以内的分析测试仪器称为精密仪器。

（1）大型精密仪器的种类

1）普通精密仪器。普通精密仪器通常是指体积比较小，结构比较简单，功能也比较单一，可以方便地携带和收藏的，在工作的时候占用化验台面积有限的独立的单体仪器。在一般化验室里，最常用的普通精密仪器主要有：分光光度计、酸度计、自动电位滴定仪、电导仪等。

2）大型仪器设备。就一般的生产企业来说，形体较大，占用化验室面积较大的仪器设备，都可以定性为大型仪器设备。常见的大型分析测试仪器有：原子吸收分光光度计、原子发射光谱、气相色谱仪、高效液相色谱仪、核磁共振波谱仪等。

（2）大型精密仪器管理方法

大型、贵重、精密仪器设备购置要花费大量的经费，因此要为贵重仪器配备专职操作技术人员，同时对技术员进行严格的岗位培训，落实操作规程，有利于设备的正常运行，保障设备完好，最大限度地发挥设备的作用。

1）验收与安装调试。大型、贵重、精密仪器设备要认真组织验收工作，成立由熟悉该类仪器设备的专家验收小组，拟定验收、安装计划，并认真实施。在开箱验收时，要有供方技术人员在场，并按合同核准，做好详细记录，如发现问题应立即报告，并通过有关部门和供方进行协商解决或办理索赔手续；属于进口的仪器设备应在规定期限内完成数量和质量的索赔工作。

大型精密仪器设备必须具备安装条件（如恒温、恒湿、防尘、防振、防毒、防污染等）。仪器设备安装由供方完成，安装时使用部门的主管人员和专职技术人员应自始至终在现场学习，以了解安装调试的一些规定和方法。安装完毕后试运转以充分了解其性能是否达到规定指标，如性能达不到规定指标，应进行质量索赔。验收完毕后按合同要求填写验收报告，同时在保修期内抓紧时间使用该仪器设备，以发挥其最大效益。

2）使用与管理。精密仪器设备必须经验收合格后方能正式投入使用。仪器设备使用应实行“专管专用”的原则，要建立仪器设备的技术档案，要有使用、维修、调度、损坏等记录，并定期对仪器设备的性能指标进行校验和标定。

仪器设备所在的化验室，必须由技术、管理人员根据使用说明书的要求，共同制定出简单扼要的技术操作规程和维护措施，并严格执行。对不遵守操作规程和不经训练而擅自操作的行为，管理人员应立即制止，终止化验操作。贵重、精密仪器设备必须健全技术档案，特别要加强使用记录，维修记录的登载。

仪器设备管理人员应根据相关的维护保养规程，对仪器设备做到精心维护，严格检查，清除事故隐患。仪器设备维护保养要做到经常化，维护的主要内容是清洁、润滑、紧固、通电、局部检查和调整、更换磨损的零件。凡仪器设备出现异常现象，操作者应仔细检查，确属仪器设备发生损坏时，应立即停机，不准带病运转，同时报告仪器设备管理人员并做详细记录。

5. 材料及低值易耗品的管理

（1）分类

材料及低值易耗品是指在科学研究、生产、基本建设等各方面使用的不属于固定资产的物资。

1）材料。材料是指一次性使用后即消耗或不能复原的物资，如金属、非金属的各种原材料、燃料、试剂等。

2）低值品。低值品是指不够固定资产标准，又不属于材料和易耗品范围的用具、设备，如低值仪器仪表、工具量具、一般器具等。

3）易耗品。易耗品是指价值较低、易破损、易损耗，又不属于材料和低值品范围的其他物品，如玻璃器皿、玻璃仪器、各种元件等。

国家物品一级分类见表3—1—1。

表3—1—1　　国家物品一级分类表

材　料	黑色金属；有色金属、稀有金属；煤炭及石油产品；木材；水泥；化工原料及试剂；建筑材料
易　耗　品	玻璃仪器及器皿；各种元件、器件、零配件；化验用小动物；劳动保护用品；三类物资
低　值　品	低值仪器、仪表、教具；低值工具和量具；低值文艺、体育用品

（2）定额管理

材料及低值易耗品的定额管理，是一项重要和复杂的管理工作。制定材料定额的方法是，依据化验室的实际管理与分析检验工作，运用数学统计等定量的方法，找出其消耗相关器材的规律。它是化验室器材科学管理的基础，对化验室材料定额管理和完成化验室的目标任务；具有非常重要的作用。

1）材料定额管理的基本概念。材料及低值易耗品的定额是指其消耗、供应和储备的标准数量，它是在大量深入细致的工作、各种原始资料、摸索规律和调查研究结果的基础上，通过统计、测定和计算等定量的方法加以确定的。

材料定额一般分为三种：第一种是材料消耗定额，它是指化验室按规定完成单位工作量所合理消耗材料的标准数量；第二种是材料供应定额，它是指材料消耗定额与附加的非工艺性损耗量（一定条件下，除工艺性消耗外完成单位工作量合理的补贴消耗量）之和；第三种是材料储备定额，它是指为确保化验室工作正常进行所必需的合理的库存材料储备限额。

通过制定材料定额，为化验室合理地编制材料计划和经费分配计划提供重要的依据；增强化验室的节支措施；促进化验室管理水平的提高。化验室在编制材料计划时，如果没有科学合理的材料定额作为依据，就会因没有标准而使计划出现较大的偏差。材料太多，出现库存积压，占用资金，造成浪费；材料太少，直接影响化验室的工作，造成化验室目标任务难以完成。同样，在编制经费分配计划时，如果没有科学合理的材料定额作为依据，就可能出现各项经费分配和使用不合理，甚至还会出现互相争经费的情况，这些对化验室的工作都很不利。有了材料定额，严格按材料定额领取、发放和使用，加强经济核算和技术管理，恰当地控制材料的使用、供应和储备，达到节约支出的目的。材料定额是衡量化验室器材管理水平的基本准则，化验室器材管理水平的高低，其标准之一就是看其是否制定和执行了有关的材料定额。通过材料定额管理，可促进化验室整体管理水平的提高。

2）制定材料储备定额应考虑的因素。制定材料储备定额，应充分考虑材料的消耗量、供货条件和材料储备天数等因素。材料的消耗量包括全年的消耗量、每天的平均消耗量。供货条件包括市场供应情况、计划调拨期、整批还是分批交货、外埠采购在途天数等。季节性用料或一次性用料，不列入储备定额，单独解决。材料储备定额计算公式如下：

$$\text{材料储备天数} = \text{采购间隔天数} + \text{外埠采购在途天数} + \text{仓库储备天数}$$

$$\text{每种材料的储备金定额} = \frac{\text{每种材料全年消耗用量} \times \text{单价}}{360\text{天}} \times \text{储备天数}$$

$$\text{每类材料的储备资金定额} = \frac{\text{每类材料全年耗用总金额}}{360\text{天}} \times \text{储备天数}$$

（3）仓库管理

为了使化验室的各项工作不间断地进行，储备若干必需的材料是非常必要的。要储备这些材料，需要建立存储材料的场所，这就是所谓的仓库。仓库是存储和发放材料的场所，也是供需衔接的窗口，仓库管理工作的效率直接关系到化验室分析检验系统工作的成效，也反映出整个化验室管理工作的水平。

仓库管理工作要做到对所存储的材料严格验收、妥善保管、厉行节约、保证安全；健全和执行相关的规章制度；实施岗位责任制，提供规范合格的服务。

严格验收是指在材料入库验收工作中严格遵循验收程序和要求，即认真审核各材料的单据并进行单据和材料一一核对，要求单据与材料相符；点验材料质量，要求材料的品种、规格、数量无差错，包装完好。对化学试剂类，还要求标签完整、字迹清楚、无泄漏、无水湿现象，所呈性状与规定的吻合。总之，必须坚持以单据为主，以单据逐项核对各材料，做好验收记录，尽快办理入库手续，避免出现差错。

妥善保管就是要根据各类材料不同的性质和储存要求，创造较好的仓储环境；建立和执行材料经常性保管和保养工作规范、材料进出库以及材料报废处理等制度；定期进行库存材料的盘点和核对，及时处理出现的问题。

1）化验材料和低值易耗品，各化验室均应建账，并建立物品登记簿（或借用簿），化验室管理人员应定期查对、核实、调整。

2）化验室低值易耗品由专人统一管理，实行领用签字制度。

3）所有的仪器设备配套件最少应有一套库存、一套在用件和一套备用件（高价值的耐用配套件可以不备“库存”）。

4）仪器设备的配套件是仪器设备的组成部分，必须按照仪器设备的保管保养要求进行保管保养，以确保其能随时配合使用，避免影响仪器设备的正常工作。

（4）玻璃仪器的管理

化验室经常大量地使用玻璃仪器，这是因为玻璃具有一系列优良的性质，如高的化学稳定性、热稳定性、绝缘性，良好的透明度，一定的机械强度，并可按需要制成具有各种不同形状的产品。改变玻璃的化学组成，可以制出适应各种不同要求的玻璃。玻璃的化学组成主要是：SiO_2、Al_2O_3、B_2O_3、Na_2O、K_2O、CaO、ZnO 等。表 3—1—2 列出了用于制造各种玻璃仪器的玻璃化学组成、性质及用途。

表 3—1—2　　玻璃的化学组成、性质及用途

玻璃种类	通称	化学组成/%						线膨胀系数/K^{-1}	耐热急变温差/℃	软化点/℃	主要用途
		SiO_2	Al_2O_3	B_2O_3	Na_2O K_2O	CaO	ZnO				
特硬玻璃	特硬料	80.7	2.1	12.8	3.8	0.6		22×10^{-7}	>270	820	制作耐热烧器
硬质玻璃	九五料	79.1	2.1	12.6	5.8	0.6		44×10^{-7}	>220	770	制作烧器产品
一般仪器玻璃	管料	74	4.5	4.5	12	3.3	1.7	74×10^{-7}	>140	750	制作滴管、吸管及培养皿等
量器玻璃	白料	73	5	4.5	13.2	3.8	0.6	73×10^{-7}	>120	740	制作量器等

玻璃虽然有较好的化学稳定性，不受一般酸、碱、盐的侵蚀，但氢氟酸对玻璃有很烈的腐蚀作用，故不能用玻璃仪器进行含有氢氟酸的化验。碱液，特别是浓的或热的碱液，对玻璃也产生明显的侵蚀。因此，玻璃容器不能用于长时间存放碱液，更不能使用磨口玻璃容器存放碱液。

1）一般玻璃仪器的管理。对于化验室中常用的玻璃仪器，应本着方便、实用、安全、整洁的原则进行管理。

①建立玻璃仪器的购进、入库、领用、借出、破损登记制度。

②仪器应按种类、规格顺序存放，并尽可能倒置放，既可自然控干，又能防尘。如烧杯等可直接倒扣于化验柜内，锥形瓶、烧瓶、量筒等可在柜子的隔板上钻孔，将仪器倒插于孔中，或插在木钉上。

③玻璃仪器易破碎，使用时轻拿轻放，忌用暴力，避免撞击、敲打和重压。

④除“烧器”类玻璃制品可以直接加热外，其余玻璃制品只能使用水浴加热，且受热部位不能有气泡、印痕或者器壁厚薄不均现象。

⑤不要使用硬物在玻璃仪器上划痕，使用玻璃棒时也不要磨、刮仪器器壁。

⑥玻璃仪器在使用前，必须清洗，不用的仪器应使其晾干，并不得有残存物；使用于具有强侵蚀性的强酸性或强碱性洗液时，必须彻底清洗，避免残留。

⑦成套的玻璃仪器应成套储存，玻璃器件之间应用软纸包裹分隔，并编号存放。

⑧凡带“磨砂”接头的玻璃仪器，在存放时应在“磨砂”处加一纸垫片，防止粘住。

⑨重要的玻璃仪器，应编号，以便于管理。

2）常用精密计量玻璃仪器的管理

①精密计量玻璃仪器属于精确计量器具，必须严格遵守计量管理规程和使用规范。

②定量分析使用的精密计量玻璃仪器，必须使用获得国家认证的仪器厂家生产的，

符合 JJG 196—2006《常用玻璃量器国家检定规程》规定的技术要求，并带有“CMC”标志的产品。

③精密计量玻璃仪器在使用前必须认真清洗干净，确保不存在影响容量计量和干扰化验的杂物。

④精密计量玻璃仪器在使用前必须认真按照 GB/T 12810—1991/ISO 4787—2010《实验室玻璃仪器 玻璃量器的容量校准和使用方法》进行计量校正，定期校验，以保证其计量值的可靠性。经过校正的精密计量玻璃仪器，应编号，以便识别。

⑤精密计量玻璃仪器在使用中，除了必须遵守一般玻璃仪器的使用要求外，还禁止储存浓酸、浓碱和使用烘干法干燥。

6. 化验室计算机的管理

一个可供使用的计算机系统由硬件和软件两大部分构成。硬件包括由电子线路、元器件和机械部件等组成的具体装置，如运算器、控制器、内存储器、外存储器和输入输出设备五大部分。前三部分统称为计算机的主机或中央处理单元，放在主机房。后两部分被称为外部设备，放在控制室内。软件，泛指使用计算机时所必需的各种程序。

（1）化验室计算机系统的功能

化验室计算机系统主要满足化验室管理工作和技术工作的需要，应具备以下基本功能：数据的录入、修改和删除功能；数据的自动检测、运算、统计分析功能；非数值计算的信息处理功能，统计和检索功能；打印报表、检测报告和网络传输功能；图形功能和辅助预测决策功能。因此，化验室的计算机系统应具有以下几个基本要求：

1）适应化验室各项工作的数据组织和处理要求。

2）满足化验室计算机系统的基本功能。

3）为用户提供友好操作界面，键盘输入和打印输出灵活方便。

4）系统运行效率高，有良好的系统扩充能力。

5）具有良好的安全防范能力。

（2）计算机系统软硬件的实物管理

计算机系统硬软件的实物可以将其看成仪器设备或材料。关于仪器设备的计划、技术、经济和日常的管理可参照本节“仪器设备的管理”；材料有关方面的管理，可参照本节“材料及低值易耗品的管理”。

（3）计算机系统运行的环境管理

老的计算机系统对运行的环境要求较高，如计算机房的温度、湿度、洁净度、气流速度、磁场、振动、静电等要求非常严格。现在的计算机系统虽然从系统的构成上和老的计算机系统区别不大，但从实物结构上却发生了较大的变化。所以，现在的计算机系统大大地降低了其系统的运行环境要求，在管理中比较容易满足。

（4）计算机系统的安全管理

计算机系统运行的环境方面，主要应做好防火、防噪、防振、防磁等方面的工作。同时还要做好计算机系统网络安全防范工作，经常升级计算机病毒防范系统，防止计算机系统遭到破坏；加强计算机系统的保密措施，防止他人直接或从网络攻击计算机系统或盗取计算机系统的保密资料。

第二节　化验室化学试剂管理

学习目标

1. 了解化学试剂的分类。
2. 掌握化学试剂管理的主要内容和基本要求。
3. 能制定化学试剂的相关管理制度并能付诸实施。

早期的化学试剂仅指化学分析和化学试验中为测定物质的组分或组成而使用的纯粹化学药品，后来扩展到为实现化学反应而使用的化学药品。现在的化学试剂所指的化学药品早已超出了这一范畴。有人认为，在科学化验中使用的化学药品都可称为化学试剂。所以化学试剂更全面的定义可以是：在化学试验、化学分析、化学研究及其他化验中使用的各种纯度等级的化合物或单质。

化学试剂是化验中不可缺少的物质，也是化验室的重要的消耗性物资。化学试剂选择与用量是否恰当，其保管的好坏，将直接影响化验结果的准确程序并可能带来不必要的损失，因此必须认真管理。

一、化验室化学试剂的分类

1. 化学试剂的分类

对于试剂质量，我国有国家标准或部颁标准，规定了各级化学试剂的纯度及杂质含量，并规定了标准分析方法。根据国家标准 GB 15346－94《化学试剂包装及标志》规定，我国的基本化学试剂分为五类，见表3—2—1。

表3—2—1　　**我国的基本化学试剂分类**

序　号	类　别	标签颜色	曾用名称	国外同类试剂沿用标志
1	优级纯试剂（G. R.）	深绿色	保证试剂	G. R.
2	分析纯试剂（A. R.）	红色	分析试剂	A. R.
3	化学纯试剂（C. P.）	蓝色		C. P.
4	基准试剂	深绿色		
5	生物染色剂	玫瑰红色		

2. 常用化学试剂的成分构成及应用

化学试剂根据质量规格可分为六类，见表3—2—2。

表3—2—2　　**化学试剂根据质量规格分类**

等级名称	标　识	标签颜色	纯　度
基准试剂		深绿色	极高
一级品（优级纯）	G. R.	绿色	极高

续表

等级名称	标　识	标签颜色	纯　度
二级品（分析纯）	A. R.	红色	较高
三级品（化学纯）	C. P.	蓝色	不高
四级品（化验试剂）	L. R.	黄色或棕色	较差
工业纯	T. P.		差

（1）基准试剂

基准级试剂国标无简写标记，用汉字“基准”注明，纯度最高，又分为如下两种：

1）第一基准。第一基准是由国家认可的机构制作，并经国家计量鉴定，其主体成分含量保证在（100.00±0.02)%，相当于“国际纯粹化学与应用化学联合会（IUPAC)”的“C级”化学标准物质，用于标定“工作基准”；

2）工作基准。是由经过国家批准的试剂专业生产厂家生产，其主体成分含量保证在(100.00±0.05)%，相当于IUPAC的“D级”化学标准物质，用于容量分析用标准滴定溶液的标定或直接配制。

（2）优级纯试剂

优级纯试剂主成分含量很高、纯度略低于基准试剂，适用于精确分析和研究工作，有的也可作为基准物质。

（3）分析纯试剂

分析纯试剂主成分含量很高、纯度较高，干扰杂质很低，适用于工业分析及化学化验，是一般化验室用得最多的等级。

（4）化学纯试剂

化学纯试剂主成分含量高、纯度稍低，存在干扰杂质，适用于物理检验工作中的样品处理和合成制备，或配制要求较低的中间检验使用的溶液。

（5）化验试剂

化验试剂主成分含量高，纯度较差，杂质含量不做规定，只适用于一般化学化验和合成制备。

此外，还有专门用途的“光谱纯试剂”“色谱纯试剂”“低尘”试剂等特种试剂，它们的纯度都很高，通常主体成分都不低于同类试剂中的优级纯试剂的要求，且杂质含量都很低。由于它属于不同的试剂系列，上述各种“专用”试剂均不得代替“基准试剂”用做容量滴定分析的基准物质。

所有化学试剂的包装标志均应标明试剂名称、类别、产品标准、生产厂家及出厂批号（或生产日期）。

二、化学试剂的管理

1. 普通化学试剂的管理

（1）建立健全化学试剂的管理制度

制定完整的申购、审批、采购、验收、入库、保管保养、领用、过期试剂的报废处理等方面的管理制度，防止化学试剂外流。

（2）做好采购、储存量控制

化验室要根据实际需要，提出采购申请实施采购。常用的普通化学试剂通常按实际消耗量采购，使用量较大的可按季度用量采购，使用量较少的可按年度用量采购，用量特别少的试剂则以最小包装单位的数量采购，容易变质的化学试剂尽量少采购、少储存。

（3）做好化学试剂的验收入库工作

化学试剂验收时要审核单据，单货核对，验收过程中应坚持“以单为主，以单核货，逐项对列，件件过目”的基本原则，避免差错。凡验收入库的化学试剂要包装完好，标签完整、字迹清楚、无泄漏、水湿现象，液态试剂应无沉淀物并呈现与标签所规定的性状的均匀状态，固体试剂应无吸湿、潮解现象。不合要求的化学试剂不得入库。

（4）做好化学试剂的保管保养工作

根据试剂的种类和性质，分门别类地放置于指定位置存放保管，基准试剂和标准试样应专柜存放，其余试剂按规定分类存放。

经常检查储存的化学试剂的存放状况，发现试剂变质应及时报告，并妥善处理。在正常情况下，一般化学试剂储存不宜超过两年，基准试剂不超过一年。

所有试剂一经取出，不得放回原储存容器；必须回收的试剂应设专用容器回收或储存；易吸潮或易氧化、变质的必须密封保存。

（5）一般化学试剂的分类存放

试剂存放要做到分开存放、取用方便、注意安全、保证质量。同时，化验室内只易存放少量短期内需要的药品，易燃易爆试剂应放在铁柜中，铁柜的顶部要有通风口，严禁在化验室里放置总量超过20 L的瓶装易燃液体，大量试剂应放在药品库内。一般化学试剂要按一定规律分类，有次序地放在固定的位置上，为查找和取用提供方便。例如：无机物按盐类、氧化物、碱类、酸类等类别分别存放，有机物按官能团，如烃、醇、酚、酮等分类存放，指示剂按酸碱指示剂、氧化还原指示剂、其他指示剂、染色剂等分类存放。

另外，化学试剂在储存时经常会因保管不当而变质，因此，必须根据试剂的不同性质，分别采取相应的措施妥善保存，一般有以下几种保存方法：

1）密封保存。试剂取用后一般都用塞子盖紧，特别是挥发性的物质（如硝酸、盐酸、氨水）以及很多低沸点有机物（如乙醚、丙酮、甲醛、乙醛、氯仿、苯等）必须严密盖紧。有些吸湿性极强或遇水蒸气发生强烈水解的试剂，如五氧化二磷、无水氯化钙等，不仅要严密盖紧，还要蜡封。在空气里能自燃的白磷保存在水中。活泼的金属钾、钠要保存在煤油中。

2）用棕色瓶盛放和安放在阴凉处。光照或受热容易变质的试剂（如浓硝酸、硝酸银、氯化汞、碘化钾、过氧化氢以及溴水、氯水）要存放在棕色瓶里，并放在阴凉处，防止它分解变质。

2. 标准物质的管理

所谓标准物质是指具有一种或多种足够均匀和准确地确定了特性值，用以校准测量装置，评价测量方法或给材料赋值的材料或物质。标准物质是一种计量标准，都附有标准物质证书，规定了对其一种或多种特性值可溯源的确定程序，对每个标准值都有给定置信水平的不确定度。

我国把标准物质分为两个级别，一级标准物质代号为GBW，是指采用绝对测量方法或其他准确、可靠的方法测量其特性值，测量准确度达到国内最高水平的有证标准物质，主要用于研究与评价标准方法，并对二级标准物质定值；二级标准物质代号为GBW（E），是指采用准确可靠的方法或直接与一级标准物质相比较的方法定值的物质，也称工作标准物质，主要用于评价分析方法以及统一化验室或不同化验室间的质量保证。按照鉴定特性对标准物质进行分类，可分为三类，即化学成分标准物质、物理和物理化学特性标准物质、工程技术特性标准物质。

标准物质是具有准确量值的测量标准，在化学测量、生物测量、工程测量与物理测量领域得到了广泛的应用。标准物质作为具有准确量值的计量标准，是化学计量的重要组成部分和量值传递与溯源的一种重要手段，广泛应用于国民经济和社会发展的各个方面。在分析化验室中，标准样品往往用于校准仪器、评价测试方法或为材料赋值，标准物质的正确使用和规范管理对保证分析结果的准确性、溯源性有重要意义。

GB/T 27025—2008《检测和校准化验室能力的通用要求》中有关标准物质规定：化验室需有参考标准的校准计划和程序；需有参考标准和标准物质的安全处置、运输、储存和使用程序，以防止污染或损坏，并保护其完整性；只要有可能，标准物质须能溯源到 SI 测量单位或有证标准物质，须按照规定的程序和计划对标准物质进行检查，以保证其校准状态的置信度。

（1）标准物质的购置和验收

1）化验室负责人根据检测工作的需要，提出标准物质的申购计划。申购计划应包括名称、规格、数量、定值范围、成分、用途等。

2）标准物质申购时，应首先从国家主管部门已批准发布的标准物质目录中选择，如无法满足则可以向其他单位购买或从国外进口。

3）新购置的标准物质，由化验室负责人组织验收，主要查对标准物质的有效证明、品种、数量、有效期。验收合格者登记入库并建账，纳入《仪器设备管理档案》统一管理。对不合格的标准物质，采取退货或索赔措施，严禁不合格标准物质入库。

（2）标准物质的存放

1）标准物质应存放在干燥、清洁的专用房间或专用橱柜内，在避光、阴凉、通风良好的环境中保存，温度控制在 20～25℃，相对湿度 45%～65%，严防污染。

2）对于自配的各类标准储备液，应按存放条件要求相对集中存放，专人管理。

3）常规标样应保持有一定的存样，缺货一般不得超过两个月，保存期不超过规定的保质期。

（3）标准物质的使用

1）标准物质应按照制造单位提供的使用说明书正确使用。

2）标准物质使用前，必须检查其是否在合格或准用有效期内。需要检定的标准物质，使用时应在检定有效期内。当标准物质超过有效期，或使用过程中发现有异常、变质等情况时，应停止使用，做好记录和标识，与正常状态下的标准物质分开存放，并报告化验室负责人，等待处理。

3）有毒或有辐射的标准物质应建立专门的使用说明。

4）标准溶液配制及标定的原始记录应交化验室负责人统一保管。

3. 危险化学品的管理

危险化学品是具有较高化学活性的物质，如易燃易爆、腐蚀、毒害、放射性等有害于人和环境的一系列的“烈性”化学物质，其“活性”之高，甚至可以自行分解并威胁生命财产安全，必须认真对待。由于多数的分析化验工或多或少地需要使用带有危险性的试剂，因此化学试剂的管理，很大程度上是对危险化学品的安全管理。

根据国家的有关规定，危险化学品的包装上均带有危险性标志、危规编号，在相关的试剂手册中也有文字说明。危险性化学品的管理应严格按照《危险化学品安全管理条例》（2011 年修订）执行。危险化学品管理的基本原则如下：

（1）危险化学品应当储存在专用仓库内，并由经过充分训练的专职人员管理；剧毒化学品应当在专用仓库内单独存放。

（2）易燃易爆化学品应储存于主建筑外的防火库里，并根据储存危险物品的种类配备相应的灭火和自动报警装置。

1）爆炸性物品储存温度不宜超过 30℃。

2）易燃液体储存温度不宜超过 28℃。

3）低沸点极易燃液体宜于低温下储存（5℃，但禁用有电火花产生的普通家用电冰箱储存）。

4）各种气瓶应直立存放于专用独立的“气瓶室”，并按气体种类分隔存放。

5）爆炸性物品宜另库单独存放，数量很少时，可把瓶子放在装有干砂的开口容器内，再放置于对其他物品干扰最小的地方。

（3）装卸搬运危险化学品时，应轻拿轻放，严禁摔碰、撞击和强烈震动，严禁肩扛背负。

（4）拆卸危险化学品的外包装时，忌用蛮力，以防内包装破裂。

（5）开拆易燃易爆品的包装箱时，不可使用能够产生火花的钢铁质工具。

（6）凡有隔离剂的试剂（如黄磷、金属钠等），要确保隔离剂质量、数量和隔离效果。

（7）挥发性、腐蚀性试剂应密封保存，有条件时宜另库存放。

（8）爆炸性、剧毒性和放射性物品，应按规定实行“四双”“六对头”管理制度，即双人保管、双人双锁、双人发放、双人领用；购进、库存、领用、发出、退回、销毁与账目要对头。

（9）所有种类的危险化学品的“物资性”管理均应从严掌握，以确保安全储存，杜绝危险化学品外流。

规模较小的化验室，在储存的危险化学品数量很少时，允许与普通化学试剂同库储存，但仍须按其特性分类存放于不燃烧或难燃烧材料制作的储物柜内（或架子上），特别是遇水放出易燃气体的物质的储放，必须特别防护，防止万一发生火灾时与灭火剂发生反应引发新的危险。具有化学危险性的试剂与普通试剂同室储存时，仍须严格按危险化学品的管理要求进行管理。

4. 其他化学品的管理

其他化学品主要包括各种化学试剂溶液、化学废料、化验室用清洗剂（如铬酸洗液、工业盐酸稀释洗液、硝酸—氢氟酸洗液等酸性化学洗液，氢氧化钠—乙醇洗液、碱性高锰酸钾洗液等碱性化学洗液，碘—碘化钾洗液、有机溶剂等其他化学洗液，普通清洗剂），浴油类，如甘油、石蜡、润滑油等。

（1）化学试剂溶液的管理

化学试剂溶液是分析化验工作必不可少的操作物质，其有效性对分析化验结果具有举足轻重的影响，因此必须认真管理。化学试剂溶液的管理要点如下：

1）化学试剂溶液应放置于牢固的储物架上，以保安全，同时要避光、避热，见光易分解的试剂以棕色瓶盛装。

2）化学试剂溶液的放置应排列整齐有序，并可方便地取用。

3）试剂瓶附近勿放置发热设备，如电炉等，以免促使试液变质。

4）所有化学试剂溶液均应粘贴有标签，标明试剂溶液的名称、浓度和配制时间。浓度应按法定计量单位要求标注。

5）所有标准溶液均应按照现行国家标准方法制备。滴定分析（容量分析）用标准溶液，杂质测定用标准溶液和试验方法中所用制剂及制品，必须按照 GB 601、GB 602 及 GB 603 等标准规定的方法配制和标定。

6）标准溶液必须有标定（或配制）人员签署，标准溶液应在标签上标注标定（或配制）的时间和室温等，标定（或配制）人员应签署名字以示负责。

7）所有化学试剂溶液必须在其有效期内使用，一般滴定分析用标准溶液在常温下，保存期不宜超过两个月；在其他温度下保存，或使用时的室温与标定时的室温相差超过 5℃时，应根据化验的精度要求考虑重新标定。

8）凡变质的化学试剂溶液不得继续使用，并应及时处理。

9）凡从溶液储存器取出的标准溶液不许倒回原储存器，以免造成污染或干扰。

10）贵重或有毒害的化学试剂溶液应予以回收。对于需要回收的溶液必须回收，并集中处理。

（2）化学废料的处理

1）各类废渣、废料、废液以及垃圾要分类收集存放。

2）随着废液的组成不同，在处理过程中，往往伴随着产生有毒气体以及发热、爆炸等危险。处理前必须充分了解废液的性质，然后分别加入少量所需添加的药品，必须边注意观察边进行操作。

三、化验室常用材料的管理

1. 塑料制品

化验室常用的塑料制品主要有聚氯乙烯、聚乙烯、聚丙烯、聚四氟乙烯、有机玻璃等，具有良好的耐腐蚀性能、耐绝缘性能，常用于制作仪器护罩、支架、容器等。其耐热性及机械强度差，使用时必须注意其适用性。

2. 橡胶制品

橡胶制品具有较好的弹性、耐腐蚀性，主要用于做防振材料、防腐蚀垫板、软管、手套及机械传动胶带等辅助用途。

3. 化学纤维制品

通常，化学纤维制品具有耐腐蚀、耐磨损等特性，可以用于防护网、罩等物品或某些试验材料。

使用塑料、橡胶或化学纤维制品时，还要注意避免受热、阳光暴晒等不良因素导致的老化，甚至起火燃烧。

非直接使用于分析化验的化学物质往往被人们所忽视，而其中并不乏危险性物品，其安全性仍然是必须认真对待的，除了在使用中注意正确使用和做好防护外，使用后的废液、废渣及其他废弃物等也必须进行处理，以消除其危险性，并避免造成环境及其他方面的损害。

第三节　化验室资料管理

学习目标

1. 了解化验室资料的分类。
2. 掌握化验室资料管理的主要内容和基本要求。
3. 能制定化验室资料的各项管理制度并能付诸实施。

化验室技术资料是企业技术资料的一部分，是企业技术档案中不缺少的重要组成部分，必须纳入管理，避免流失。

一、化验室资料的分类

化验室文件资料一般分为管理性文件资料、日常工作资料和技术性文件资料三大类。

1. 管理性文件

管理性文件是指化验室开展各方面工作的法律法规、上级组织和相关管理机构的文件、化验室自身的管理性文件等。常见的管理性文件资料有：国家与地方各级的质量管理法律、法规、相关文件及附属资料，上级管理机构的质量管理文件及附属资料，质量监督仲裁机构的监督检验、仲裁通告文件，上级或有关管理机构转发的用户质量投诉资料，企业的质量管理计划指令，企业的生产调度指令，企业的质量检验制度，上级和企业其他管理部门向化验室对应管理下达的指令性文件，化验室组织机构构成、人员组织状况及相关资料，以及化验室岗位责任制及其他相关管理制度等。

2. 日常工作资料

日常工作资料是指化验室及其管理部门在开展各项工作中的报告、讲稿、记录、总结以及各种工作处理材料等文件。常见的日常工作文件资料有：企业内部的有关部门的常规送检通知书（申请书），企业有关管理部门的临时性工艺抽样检验指令，生产车间、班组及有关业务部门的临时性抽检申请，日常检验和临时抽样检验的检验报告书，各种检验原始记录，上级监督检验机构对企业产品的正常监督检验及临时监督检验项目的检验结果通知书，计量仪器、设备和器件的检定证书，质量管理台账及其他与检验工作有关的报表，化验室各类人员培训和考核记录及各类人员的年度工作考核结论，化验室年度工作计划和总结，以及年度仪器设备、相关材料购置计划。

3. 技术性资料

技术性文件资料是指分析检验技术工作应遵循的技术指导文件或与分析检验工作技术上相关的文件资料。常见的技术性资料有：各种技术标准、管理规范以及相关文件，化验人员工作手册及其附属文件，产品质量改进或检验技术进步的技术总结及相关资料，科技信息和科技书刊，以及仪器设备档案、运行台账、维修保养记录等设备管理资料。

二、化验室资料的建立与管理

1. 化验室文件资料的制定

在化验室的管理工作中，由于国家质量管理政策的调整、质量标准的变化等外部因素的影响和企业内部管理及化验室自身的运行与发展等，适时地制定相应的文件资料是必需的。化验室制定文件资料的过程可分为三个阶段，即准备阶段、形成文字阶段和修改阶段。

（1）准备阶段

准备阶段主要包括认真领会国家的方针政策和上级的指示精神、收集相关的材料、研究化验室自身的实际情况和文件资料应起到的作用，确定基本观点，选择文体类别。

（2）形成文字阶段

形成文字阶段主要包括合理安排结构、掌握规范格式、灵活熟练地运用语言。

（3）修改阶段

修改阶段主要包括观点的订正、材料的增删、结构的调整、语言的锤炼和格式的审定。

2. 化验室文件资料的存档

（1）化验室档案材料的分类

化验室档案材料是指在化验室建设、管理、分析检验、技术改造、新产品试验以及对外服务等活动中形成的具有保存价值的管理性文件、工作过程性文件和技术性文件。化验室档案应对档案材料按性质、内容、特点、相互之间的联系和差异进行分类。其类别应根据化验室的规模、任务量、工作水准等情况确定。常规的化验室档案材料的分类见表3—3—1。

表3—3—1　化验室档案材料的分类

一级分类	二级分类	三级分类
化验室人力资源建设与管理材料	化验室人员情况	化验室人员汇总表；个人履历表
	化验室人员变动	化验室人员考核晋级与职务聘任；化验室人员岗位培训计划与实施情况；化验室人员的奖惩材料
化验室建设文件和材料	化验室规划、计划和总结	化验室建设规划与执行检查、总结；化验室年度工作计划、总结
	化验室建立和撤销	新建、改建化验室的材料；化验室撤销的材料
	化验室基础设施	化验室建筑平面图；改造记录；水、电、气布置图及技术资料；防火、毒污染及防盗等安全资料
	化验室仪器设备及材料	固定资产、低值品、材料的账、卡，仪器设备的订货合同、使用说明书、合格证、装箱单；仪器设备验收、索赔记录；仪器设备的使用、借用、维修记录；仪器设备的技术改造、功能开发记录；仪器设备技术性能检定记录；自制仪器设备资料
化验室管理文件资料	上级文件、实施细则	有关行政法律法规、管理条例、规定、办法、实施细则
	各项规章制度	物资管理制度，经费使用制度；安全环保制度
	化验室信息统计资料	大型精密仪器设备使用效益统计表；管理系统框图及一览表
	化验室质量管理手册	组织结构框图；人员岗位责任制；分析检验工作质量控制及保证体系；日常工作制度

续表

一级分类	二级分类	三级分类
完成目标任务的材料	技术文件资料	技术标准；分析检验规程；分析检验项目；大型精密仪器设备操作规程；仪器设备技术档案
	分析检验、科研和对外服务的文件资料	分析检验原始记录、检验报告；技术改造、新产品试验及成果鉴定材料；对外服务议定书和结果材料

（2）化验室建档材料的要求

1）建档材料要具有完整性、准确性和系统性，首先做好材料的收集、整理和筛选，然后按科学方法进行分类归档，并根据需要合理地确定建档材料的保存期限。对于保密文件应单独建档，同时写明保密级别。

2）建档材料要符合标准化、规范化的要求，建档的文件材料一般情况下应为原件，并要做到质地优良、格式统一、书写工整、装订整洁，不能用铅笔、圆珠笔书写。

3）建档手续要完备，建立必要的档案材料审查手续和档案管理移交手续。

4）建档材料要适合计算机管理，便于录入、统计、检索、打印和传输等。

3. 分析数据的管理

质量信息是化验室的“产品”。质量信息的质量，是化验室工作质量的反映，其中又集中体现在检验结果的质量，即检验数据的可靠性。因此，分析检验数据的质量管理是重中之重。

（1）分析数据记录管理

1）认真及时填写原始数据记录。所有原始记录必须使用专用表格，书写工整、真实、准确、完整。不能用铅笔记录，不得随意涂改、乱写、乱画和折叠。当发生笔误时，用“——”注销，并在“——”上方由本人更正。对未发生的空白项画斜杠。

2）检测数据应即时填入原始记录，需计算的分析结果应在确认无误后填写，检验原始记录必须由检验者本人填写，确认无误后，报告给化验室主管复核（审核）。检验者应对原始记录的真实性和检验结果的准确性负责，化验室主管应对数据报告的及时性、准确性、完整性及报告单的质量负责。

3）质量记录按月、季或年编目成册，做好标识，归档妥善保管。原料和产品原始检验记录、检验报告、检验报表，一般保存三年。

4）质量记录在保存过程中，应防止潮湿、霉变、虫蛀、丢失和盗用，注意防火与通风。

（2）分析数据质量管理

通常对分析检验数据的质量管理主要是如下两个方面：

1）检测数据可靠性的判断和取舍。由于种种原因，在化验检测的过程中，难免出现一些“差异”较为显著的数据即“可疑数据”，这些数据的去留必须根据其产生原因确定。

原因不明的“可疑数据”，可根据数据的“不确定度”要求，选用“4d 法”“Q 检验”“t 检验”或“格鲁布斯原则”等数理统计原理进行检验，并判断取舍。

2）实施对检验工作的质量控制。要求所有的分析化验项目均需作平行双样检测，其测定结果的相对偏差不得大于标准分析测试方法规定的相对标准偏差的两倍，否则应重新测定。经常进行检验质量控制状况检查，由质量体系负责人主持，定期或不定期地对分析化验人员的工作质量控制状况进行检查，确保检验工作质量处于受控制状态。

①使用准确已知量值的标准试样或“控制试样”，插入送检试样中，交由化验人员检验，根据检测结果判断检验质量控制情况。这种方式既可以对化验室，也可以对个别人员的检验质量进行检查。

②选取若干“控制试样”，由两个以上的化验人员同时进行检验，可以对个别人员的工作质量进行检查。

③编制检验工作质量控制图，公布检验工作质量控制状况。

检验质量控制的实施情况，可以用“控制图”的形式在化验室内公布，使员工对化验室和自己的工作质量状况有所了解。

4. 化验室保密资料的管理

化验室保密资料指不为公众所知，能为企业带来经济效益的，有实用价值的，采取了保密措施的技术资料信息。

（1）保密资料的范围

1）科研开发计划、科研项目的研究资料。

2）工艺规程、工艺技术参数等技术资料。

3）技术改造计划、项目等资料。

4）生产、质量管理的有关文件、资料。

5）化验室上报主管单位的有关数据、报告、计划书等文件。

6）检测原始记录、结果报告。

7）与主管部门的往来文件、信函。

8）客户样品和客户的全部资料及商业秘密等。

其中，凡属于上述保密资料前六项的技术资料称为绝密技术资料；凡属于上述保密资料后两项的称为机密技术信息。

（2）保密资料的管理

1）保密文件及客户样品由专人保管，使用后的文件及时存档。借阅或查阅保密范围内的文件、技术资料时必须经化验室负责人同意，不经同意不得自行外借、复印、销毁或个人擅自处理，并严禁作为废物出售。

2）应对技术人员进行保密教育，组织学习保密知识与法规，加强保密意识，做到内外有别，对无关人员、来访者做到不该说的不说，不该提供的不能提供。

3）科研开发计划、技改计划、研究资料、工艺技术资料及生产、质量管理文件等绝密级技术秘密，须控制涉及人员与资料份数，严格保密。

4）检验报告签发前，结果应对外保密，发放内部各种文件资料时按规定的范围发放和使用，不准擅自扩大发放范围或将文件携带外出。

5）化验室的计算机，除内部人员使用外，不得向他人泄露开机密码并查看相关文件资料，并严禁对计算机内的文件随便复制、打印；电子版的结果报告应由档案管理员加文档保护密码，严禁外人翻阅。

6）对外合作、交流时，须注意保密，不得涉及技术秘密部分。人员流动时，严禁任何人带走技术资料。

7）发生泄密事件，须尽快采取补救措施，设法将损失减少到最低水平，并对泄密事件责任者按有关规定进行处理。

思考练习题

一、填空题

1. ________________________是化验室的重要基础管理工作。

2. 选择和购置仪器设备的基本原则是____________和____________。

3. 仪器设备的技术档案包括____________和____________。

4. 仪器设备“修理”的方式有____________、____________、____________三种，发生故障时，损害比较大的设备宜采用__________修理方式。

5. 我国的基准级试剂相当于IUPAC的________级和________级标准物质。

6. 化验室文件资料一般可分为______、______和______三大类。

7. 化验室文件资料的制定过程可分为____、____和____三个阶段。

8. 分析数据的质量管理包括________和__________两个方面。

二、选择题

1. 下列不是仪器设备技术考察的内容是（　　）。

A. 可靠性　　B. 耐用性　　C. 节能性　　D. 观赏性

2. 仪器设备日常管理的任务主要有（　　）。

A. 账卡的建立　　B. 定期核对、校验，完好率和利用率

C. 保管、使用和报废　　D. 设备调拨、损坏和丢失后的赔偿

3. 合理选购仪器设备的原则包括（　　）。

A. 实用性　　B. 耐用性　　C. 性价比　　D. 良好的售后服务

4. 不属于易耗品的材料是（　　）。

A. 工具量具　　B. 玻璃器皿　　C. 玻璃仪器　　D. 各种元件

5. 化验室的化学试剂分成（　　）类。

A. 2　　B. 3　　C. 4　　D. 5

三、判断题

1. 仪器设备的管理是化验室管理的核心。（　　）

2. 仪器申购选型首先要考虑到仪器设备的经济指标。（　　）

3. 仪器设备的验收主要针对仪器设备的质量。（　　）

4. 仪器设备失去使用价值后，应报废淘汰。（　　）

5. 标准物质包括化学成分分析标准物质、物理特性与物理化学特性测量标准物质和工程技术特性测量标准物质。（　　）

6. 标准物质在分析中主要用于分析仪器的校准和分析方法的评价。（　　）

7. 对于低沸点的有机标准物质，为防止其挥发，应保存在一般的冰箱内。（　　）

8. 在正常情况下，一般化学试剂储存不宜超过3年，基准试剂不超过2年。（　　）

9. 化验室的低值易耗品材料实行定额管理和仓库管理。（　　）

10. 化验室建档的文件材料可以使用复印件。（　　）

四、简答题

1．仪器设备管理的目的和主要任务是什么？

2．选购仪器设备需要做什么工作？为什么？

3．仪器设备验收的程序是什么？有哪些基本要求？

4．仪器设备在什么情况下需要维修？维修有什么要求？

5．何谓材料定额管理？进行材料定额管理时要考虑哪些因素？

6．一般化学试剂的物资性管理的主要工作内容有哪些？

7．危险性化学试剂管理的基本原则有哪些？

8．化验室建档材料有哪些要求？

9．化验室保密资料管理的要求是什么？

第四章　化验室质量保证体系与管理

第一节　化验室质量保证体系

学习目标

1. 了解化验室质量保证体系的内容。
2. 掌握化验室质量控制的作用。
3. 能根据测定项目，明确质量保证体系的建立方法。

一、化验室质量保证体系的内容

1. 化验室质量保证体系的制定依据

化验室质量保证体系是仿效生产部门的质量管理方式制定的，它的制定依据一是ISO 9000：2000标准（GB/T 19000：2000 标准）；二是中国实验室国家认可委员会（CNACL）颁发的《实验室认可管理办法》（CNACL 101－99）规定；三是《实验室认可准则》（CNACL 201－99）；四是《检验和校准实验室能力认可准则》（CNACL/AC 01：2005）；五是自身化验室的具体管理制度。

在制定过程中要紧密结合化验室的自身特点，把以上五个依据标准有机地结合起来，尤其注意在制定时要遵循 ISO 9000：2000 标准（GB/T 19000：2000 标准）的模式，渗透《实验室认可管理办法》《实验室认可准则》和《检验和校准实验室能力认可准则》的内容，体现化验室自身的管理特点和特色。

2. 化验室质量保证体系

化验室质量保证体系是以文件的形式加以描述的整体工作系统的运作模式，原则上是以化验室的质量管理体系为保证的，质量保证体系以体系文件为主要内容，以有效的操作运行为载体，从而实现化验室的工作任务。化验室质量保证体系的文件形式具有整体性、唯一性、全面性、相关性、有效性和适应性等基本特征。

化验室质量保证体系的作用是质量保证，它的功能是在化验室工作过程中通过对化验室人员结构和素质的控制、设备仪器的控制、检测环节的控制、检测工艺标准的控制和检测质量的控制的工作过程，来实现化验室质量方针的贯彻和质量目标的完成。

3. 化验室质量保证体系的构建

（1）质量保证体系构建的基本步骤

1）按照企业生产部门的步骤构建质量保证体系。化验室质量保证体系的构建与企业生产部门质量保证体系构建的基本步骤相似，一般包括：

进行质量管理知识的教育和培训，使职工明了构建质量保证体系的重要性和对企业发展的深远意义；确定化验室管理的质量方针和质量目标，使各部门的工作做到心中有数；确定化验室质量管理的要素及各部门工作的控制程序；设定化验室的质量管理机构及质量职责；设计化验室质量体系文件的总蓝本构思；按部门分工进行质量体系文件的编写；质量保证体系文件的统一编辑和发布。

2）质量保证体系构建的注意事项。化验室不同于企业的生产部门，在构建质量保证体系时，要联系化验室自身的实际，力求做到科学、合理、有针对性和实用性、可操作性强。注意事项如下：

①在确定要素和编写控制文件时要注意符合 CNACL/AC 01:2005 等标准文件要求，适合自身工作的能力和特点，符合有关法规文件的规定。

②在质量保证组织机构建立时要有利于质量职能的整体发挥作用，有利于处理好内部组织之间的联系和相互衔接，有利于部门和个人在原有管理的基础上进一步发挥和履行各自的职责和能力。

③在文件编写的总蓝本构思中，对文件的层次、内容、编写格式、描述程序和它们之间的衔接要做出明确的规定，使文件编写工作有条不紊地进行，防止出现相互矛盾的情况。

④对原有的规章制度没有必要推倒重来，要根据实际情况补充修订，使之有利于质量保证体系的运行和开展。

⑤质量保证体系文件编写工作完成后，应依据 CNACL/AC 01:2005 等标准和化验室管理的实际情况进行细致的对照检查，进一步进行修订和补充。

⑥质量保证体系文件包括管理程序文件和检验技术程序文件。

（2）化验室质量保证体系的构建

1）组织机构与管理。根据 CNACL/AC 01:2005 等标准要求，建立由各专业职能部门组成的质量管理体系机构，并按一定的比例配备质量管理工作人员，担任监督员并构成监督网。质量监督人员由管理部门选派有一定的专业和管理资格、熟悉专业工作并具有一定的专业技能，同时具备一定的管理能力的人员担任。由他们组成质量管理监督体系按照一定的职能分工对化验室各项工作的质量进行有效的监督，从而保证化验室全面的工作质量。

2）质量控制运作模式。化验室质量控制的运作模式如下：

①建立质量测试环，程序包括检验业务受理、编制检验程序、抽样、样品接收和管理、检测、数据处理、编制检测报告和事后处理八个基本环节，保证检测工作的严格监督，确保化验室工作处于控制之中。

②建立检验工作的标准程序，实行标准化作业。

③根据检测工作的八个基本环节建立严格的质量工作制度，实行检测工作责任制，做到奖惩分明，促进化验室检测工作的高水平运作。

④严格执行质量管理体系记录工作的规定，按要求做好每一个检测环节的质量记录工作，保证化验室质量数据的真实性、代表性、可追溯性、可靠性和管理防范工作的有效性。

3）质量保证体系运作要求。化验室质量保证体系的运作有如下几点要求：

①以《检验和校准实验室能力认可准则》（CNACL/AC 01:2005）为运作标准，逐步提高化验室人员的业务能力和水平，使化验室逐渐趋于良好化验室水平。

②建立化验室质量保证体系的监督机制，把化验室的日常检验工作处于严密的控制和监督之下，以促进企业产品质量的提高。

③认真开展质量审核和评审活动。按照质量保证体系要求，要定期开展质量审核和评审活动，一般每半年进行一次质量审核活动、每一年进行一次质量评审活动。通过质量审核和质量评审活动，发现质量问题，纠正管理的不足之处，完善质量保证体系，提高化验室人员的运行能力。

④采用新技术提高检测能力。化验室必须要不断地吸取新信息、采用新技术，不断改善自身的技术能力，适应社会生产发展对质量检验工作的新要求，并使其成为化验室技术进步的重要动力。

⑤加强质量考核，促进质量职能落实。高质量的检验是对企业生产进行的有效质量监督，从而实现化验室的质量职能。因此，必须对化验室人员进行经常性的质量考核，通过考核发现和查明各种具有不良影响的因素，并加以克服和消除，提高工作人员的工作质量，实现检验工作的高质量，落实化验室的质量职能。

（3）构建运作过程的重点问题

1）经常性的教育培训。经常性的教育培训内容以化验室的质量手册内容为主，并进行标准化、计量、产品、工艺、数量统计、质量管理、规章制度等知识内容的教育培训。

2）定期的质量评审。质量评审以月、季、半年、一年为时间段进行，目的是促进检验工作质量的提高。内容可以包括检验工作量、准确性、错漏检率、质量记录、数据处理等。

3）建立和完善《化验人员手册》。《化验人员手册》的编写要使化验室职工易于学习和执行，要求文字精练、语言准确、技术内容正确、便于理解记忆。同时要不断进行修订，使之不断完善，以促进化验室人员的标准化水平和化验室的管理水平和工作质量的提高。

4）加强检验工作的质量管理。要严格遵守检验工作的规章制度，减少无意中的差错。严格遵循质量保证体系文件中的操作指导书，确保检验操作的标准化，使检验工作保持高质量和高水平。

4. 建立化验室质量保证体系的目的和意义

化验室质量保证体系的建立，目的是通过质量管理过程和环节的具体实施工作，通过质量保证体系的标准和规定，通过质量考核和评审，不断提高化验室的档次和水平，逐步把化验室建设成为符合实验室能力要求、检验工作质量有保证、产品检验数据可靠、管理工作和技术工作状态优良、职工综合素质良好的综合状态良好的化验室。为此，化验室质量保证体系必须遵循《检验和校准实验室能力认可准则》（CNACL/AC 01:2005）等标准要求，对化验室全面工作按照质量保证体系要求进行认真的管理，使化验室人员的综合水平和化验室的检验管理水平同步提高。

二、化验室的质量控制

1. 化验室的质量控制的内容

化验室的质量控制尤为重要，如果控制不好就有可能发生质量事故，给化验室和生产工作带来不必要的损失。化验室事故发生可能造成生产中断、产品质量出现问题，在严重的情况下还可能导致安全事故的发生；由于检验失误，可以致使劣质产品流入市场而使用户受到不同程度的危害；还可能形成连锁反应造成企业产品市场崩溃的严重局面。因此，我们必须要强化化验室的质量控制工作。一般来说，化验室的质量控制的内容有如下两方面：

（1）控制内容

1）控制检验工艺，严格按照操作规程进行检验，避免问题的产生。

2）控制“问题产品”，一经发现立即报告生产管理部门，并停止继续生产。

3）控制生产过程中的检验，对相关生产工序加强检验，严防产生质量问题。

4）控制不合格品流入市场，对于万一流入市场的不合格品应迅速配合有关管理部门紧急“召回”。

5）控制质量事故的分析处理工作。按照“四不放过”（事故原因未查明不放过、责任未查清或责任人未处理不放过、整改措施未落实不放过、事故责任人和职工未受到教育不放过）的原则处理质量事故，建立预防体系，避免相似的质量事故再次发生。

（2）控制方法

1）按照质量保证体系文件、有关技术标准、化验室管理规章制度的内容严格要求、督促检查，确保质量问题。

2）运用标准物质或标准样品进行分析化验质量监控，及时掌握化验室工作质量，及时发现仪器设备的测量偏差趋向。

3）把分析化验质量绘制为分析质量控制图，提醒相关化验工作人员，并作为质量事故原因分析的依据。

2. 化验室的质量控制的基本要素

（1）环境条件

在噪声、防震、防尘、防腐蚀等方面符合化验室条件要求；保持化验室的合适温度和湿度；按“7S”管理方法使化验室保持卫生洁净、整齐干净、摆放有序。

（2）仪器设备

配备充足的仪器设备，对其进行精细化的维护、保养和定期校验；保证仪器设备的正常稳定使用以保障化验数据的准确可靠。

（3）人员配置

在化验室人员配置上保证专业结构、职称结构和年龄结构的合理；采取不同形式的学习和培训增强化验室人员的自身素质，尤其要增强分析人员的自身理论水平与实践能力。

（4）样品采集测定

按程序进行采样操作，对采样瓶和样液进行清洗，详细记录采样时的相关信息；对样品进行全程空白值、加样标准物质等技术的测定，保证样品分析的准确可靠。

（5）试剂配制

按分析项目进行相应药品等级的购置或配制，充分保证试剂的纯度要求，必要时进行对比标定实验，确保配制试剂纯度的准确度和可靠性。

（6）数据处理

对分析过程的相关数据按要求进行详尽、清晰、真实的记录，记录方法应采用有关标准的方法操作，分析测定后数据报告报表要求如实填写上报。

（7）安全操作

要严格遵守化验室的安全管理制度，做好个人的安全防护工作，检查安全隐患并及时处理，严格按照安全操作规程进行分析化验，杜绝伤亡、火灾、设备、操作等安全事故的发生。

（8）质量记录

按质量保证体系的程序文件和质量记录内容要求，认真做好每一个化验工作环节的质量记录工作，检验记录要求认真、规范、字迹工整，养成一丝不苟的工作作风，同时为化验室基础管理工作留下证明材料，为日后的事故分析和处理提供依据。

（9）检验质量申诉处理。

（10）检验事故处理。

三、化验室的质量管理体系

1. 质量管理体系

质量管理体系即是全面质量管理（简称 TQC），是现代的、国际化标准的质量管理体系。它的宗旨是以管理过程中提高人的素质为前提，以企业的质量方针和质量目标管理为主线，以市场调查到销售服务的全部职能管理为活动，目的是通过高效率和高效益的管理生产出高质量、低消耗和顾客满意度高的产品。管理特点是“四全”管理，即全面质量的管理、全员参加的质量管理、全过程的质量管理、全面综合运用各种有效的现代管理方法的质量管理。化验室质量管理是依据全面质量管理的理念，按照全面质量管理的运行方式，旨在优化化验室的组织管理过程和提高化验室的全面质量的一种管理。

2. 质量管理体系的有关术语

全面质量管理文件中的专用术语即质量管理术语，它是质量管理运行过程中和质量文件描述时规范的、统一的、通用的专门描述的名词。

质量（quality） 一组固有特性满足要求的程度。

特性（characl eristic） 可区分的特征。

要求（requirement） 明示的、通常隐含的或必须履行的需求或期望。

质量方针（quality policy） 由组织的最高管理者正式发布的该组织总的质量宗旨和方向。

组织（organization） 职责、职权和相互关系得到安排的一组人员及设施。

组织机构（organizational structure） 人员的职责、权限和相互关系的安排。

质量管理（quality managemerlt） 在质量方面指挥和控制组织的协调的活动。

体系（system） 相互关联或相互作用的一组要素。

质量管理体系（quality management system） 在质量方面指挥和控制组织的管理体系。

质量策划（quality planning） 质量管理的一部分，致力于制定质量目标并确定必要的运行过程和相关资源以实现质量目标。

质量控制（quality contro1） 质量管理的一部分，致力于满足质量要求。

质量保证（quality assurance） 质量管理的一部分，致力于提供质量要求会得到满足的信任。

质量改进（quality inlprovement） 质量管理的一部分，致力于增强满足质量要求的能力。

持续改进（continual improverttent） 增强满足要求的能力的循环活动。

质量计划（quality plan） 对特定的项目、产品、过程或合同，规定由谁及何时应使用哪些程序和相关资源的文件。

过程（process） 一组将输入转化为输出的相互关联或相互作用的活动。

产品（product） 过程的结果。

质量特性（quality characteristic） 产品、过程或体系与要求有关的固有特性。

质量手册（quality manual） 规定组织质量管理体系的文件。

信息（information） 有意义的数据。

检验（inspection） 通过观察和判断，适当时结合测量、试验所进行的符合性评价。

试验（test） 按照程序确定一个或多个特性。

验证（verification） 通过提供客观证据对规定要求已得到满足的认定。

审核（audit） 为获得审核证据并对其进行客观的评价，以确定满足审核准则（用做依据的一组方针、程序或要求）的程度所进行的系统的、独立的并形成文件的过程。

3. 质量管理的基本方法

（1）“PDCA”循环方法

“PDCA 循环”方法是美国质量管理专家戴明发明的，又称戴明环。“PDCA 循环”（Plan－Do－Check－Action：计划—执行—检查—处理）包括四个阶段。

1）计划阶段（P）。计划阶段是在调查分析的基础上，确定质量管理目标，拟定相应措施，编制计划。这个阶段包括四个步骤：分析现状找出存在的质量问题；从人、机器、物料、方法、检测、环境六大因素入手找出影响质量问题的全部因素，即通常说的“5M1E”（英文单词的第一个大写字母）；找出影响质量问题的主要因素；拟定措施计划，明确为什么？干到什么程度？在哪里干？谁来干？何时完成？怎么干？即通常所称的5W1H（英文单词的第一个大写字母）。

2）执行阶段（D）。根据预定目标和措施计划落实执行部门和负责人，认真组织实施计划。

3）检查阶段（C）。检查执行计划情况，分析存在问题，衡量和考察取得的效果。

4）处理阶段（A）。处理阶段为总结整改阶段。这个阶段分两个步骤进行：总结成功的经验和失败的教训，并纳入标准和制度中，以防止问题的再次发生；对未解决的问题提出来放在下一循环加以解决，见表4—1—1。

表4—1—1　“PDCA循环”方法的阶段内容

代　号	阶　段	质量管理内容
P（Plan）	计划阶段	按用户要求和市场信息制定符合用户需要的产品质量标准，或者根据生产需要制定出操作标准，作业指导等标准
D（Do）	执行阶段	按上述标准认真贯彻执行
C（Check）	检查阶段	检查标准执行情况，从中找出差距，分析原因
A（Action）	处理阶段	对成功的经验失败的教训都加以总结，纳入新的标准，即以标准的形式固定下来，指导下一循环的质量管理

（2）“PDCA”循环方法的特点

1）“PDCA”循环按四个阶段不停地运转，大循环套小循环，小循环保大循环，并推动大循环的有效运行。如果把企业管理作为大循环，那么，车间和班组的质量管理即是中循环或小循环。只有小循环的质量管理工作做好了，才能保证企业质量管理大循环的有效运转。“PDCA”循环管理适用于企业的各环节、各方面的质量管理工作。

2）“PDCA”循环每完成一次就要解决一批质量问题，使得产品质量和工作质量提高一步，达到一个新水平。

3）管理循环是综合性的循环。每个过程和阶段之间不能截然分开，而且还存在一定的互相交叉。在实际管理中，边计划、边执行、边检查、边总结、边改进的情况是经常发生的。管理循环工作具有承上启下的作用，它是影响企业管理的大机制能否顺利转动的重要条件。“PDCA”循环转动提高如图4—1—1所示。

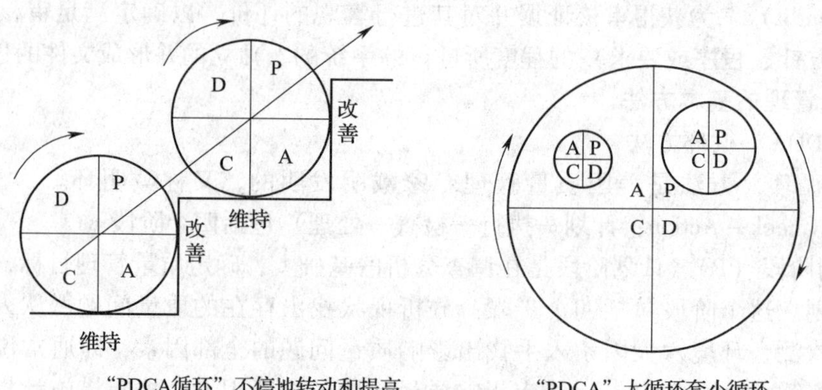

“PDCA循环”不停地转动和提高　　“PDCA”大循环套小循环

图4—1—1　“PDCA”循环转动提高图

4. 质量管理体系文件

（1）质量管理体系文件的定义

质量管理体系文件是质量管理体系全部内容程序和环节的文字材料说明，它的作用是指导质量管理体系的运行，即质量管理的所有程序和环节的实施都要以质量管理体系文件为依据。一般来说，质量管理体系文件包括：形成文件的质量方针和质量目标、质量手册、按照ISO 9000:2000族标准生成的工作程序、确保质量管理过程运行所需要的运行和控制文件、按照ISO 9000:2000族标准所设计的质量管理过程的记录。

（2）质量管理体系文件编写的作用

质量管理体系文件的作用在于质量管理工作中的沟通、了解工作意图、统一质量行动，有利于满足顾客要求和持续质量改进。编写质量体系文件就是要使企业组织建立一个有效的质量体系，从而使企业的质量管理工作运行有法可依、有章可循，成为员工质量管理操作的指导，内部质量审核和管理评审的依据文件，同时也是质量认证必须提供并加以有效实施的文件。制定质量体系管理文件就是化验室的立法。

（3）质量管理体系文件的特点

一个完善的质量体系文件应具备以下特点：

1）法规性。质量体系文件一旦被批准实施企业就必须认真执行，当文件需要修改时只能按照规定的程序进行，文件是企业内部运行的法律条文、规范，文件是评价实际运行的依据。

2）唯一性。一个组织只能有一个质量体系文件系统，一项活动只能规定唯一的程序，一项规定只能有唯一的解释，任何组织不得使用文件的无效版本。

3）适用性。化验室应根据各自的性质、任务和特点，制定适合自身质量方针以及检测工作特点、必需、具有可操作性的质量体系文件。

4）见证性。为社会提供公正数据的机构，其数据必须有法律辩护依据。质量体系的建立、运行和效果依赖于有效的监督机制，各项质量活动应具有可溯性和见证性，以便通过各项记录及时发现偏离规定的未受控环节以及质量体系的缺陷和漏洞，对质量体系进行自我监督、自我完善、自我提高。

（4）质量管理体系文件的层次

质量管理体系文件一般划分为三或四个层次，化验室可根据自身的检测工作需要和习惯加以规定。质量体系文件是一个金字塔形式，作为塔尖的第一层次文件是质量手册，质量手册是一个公司的大纲。第二层次文件是程序文件，程序文件是对质量手册的一种继续、一种详细化。第三层次文件是作业指导文件即作业指导书和质量记录，实际上第三层次文件是指导操作人员进行具体操作的指南。第四层次文件是质量记录，实际上是一些表格，是一些实证性的文件。

质量手册由最高管理者直接批准和控制；程序文件经管理者代表批准后由企业中层控制；作业指导书由企业中层批准并控制；质量记录经企业中层批准后由各质量小组控制。

（5）质量管理体系文件的编写原则

1）质量体系文件要具有系统性和协调性。质量体系文件应该能够反映一个组织质量体系的系统特征，应对影响产品或服务质量形成过程的技术、管理和人员等因素的控制作出统一的规定。不同文件在各个层次和文件质量方面应做到层次清楚、接口明确、结构合理、协调有序、要素和内容的取舍得当。具体操作时应注意：

①企业对其质量体系所采用的全部要素、要求、规定，都要有系统、有条理地制定成各项方针和程序；

②所有的质量文件必须按规定的方法编辑成册；

③各层次文件应分布合理、相互协调、互相印证；

④各层次文件应涉及质量体系的一个独立的逻辑方面。

2）质量体系文件的编写要符合法规性的要求。质量体系文件是一个组织实施质量管理和质量保证活动的准则，因此，质量体系文件的法规性准则主要体现在：

①质量体系文件应在总体上遵循 ISO 9000 族标准的要求；

②结合本企业组织的特点，质量体系文件应符合国家/地方/行业有关的法规、规范；

③质量体系文件对企业组织内部而言就是必须执行的“法规”文件。

3）质量体系文件应具有较高的增值性。

4）质量体系文件的编制和适用是一个过程，这个过程是一个动态的、高增值的转换过程。一般来说，质量体系文件将随着质量体系的不断改善而完善，而这种动态的增值作用对质量体系的影响也应该是越来越显著。

5）质量体系文件要符合适宜性的要求

①质量体系文件的编制和形式应做到充分考虑企业自身的组织规模、管理经验、管理质

量活动的具体性质、管理所提供的服务的特点等因素。

②质量体系文件的详略程度应与其企业人员的素质、技能和培训相适宜，以使体系文件保持一个合理的水平，以便有效地贯彻实施。

（6）质量管理体系文件编写方法

在有效建立质量体系的基础上，才能将质量体系文件化。其文件化的具体过程一般分三个阶段：培训学习阶段、调查策划阶段、质量管理体系文件编写阶段。

1）成立以最高管理者为负责人的质量体系文件编写领导小组，并下设编写办公室负责编写工作的具体事宜。

2）组织质量体系文件编写人员认真学习 GB/T 19000 - ISO 9000 族标准，吃透文件内容，联系本部门管理工作的实际。

3）分级分工编写四级文件即《质量手册》《程序文件》《作业指导书》《质量记录》，编写办公室先负责编写各级文件的编写提纲和要求，然后组织各编写人员进行编写。

4）对完成的质量体系四级文件草案进行试运行，以验证其可行性、适用性和高效性，并根据运行的结果进行统一修正。

5）对修正的质量体系文件以最高管理组织体系文件的形式正式发布运行，并在运行过程中实施动态修正，使质量管理体系文件逐步趋于完善。

质量体系文件编写、审批、发放流程如图 4—1—2 所示。

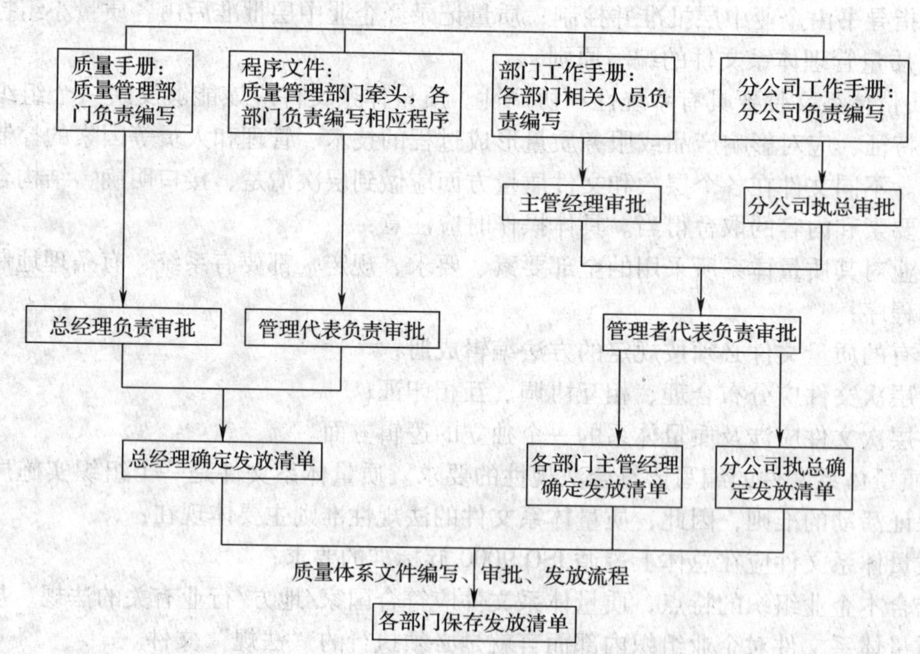

图 4—1—2　质量体系文件编写、审批、发放流程

5. 质量手册

国际标准中对质量手册的规定是：对质量体系作概括表述、阐述及指导质量体系实践的主要文件，是企业质量管理和质量保证活动应长期遵循的纲领性文件。

（1）质量手册的作用

1）在企业内部是由企业最高领导批准发布的、有权威的、实施各项质量管理活动的基本法规和行动准则。

2）对外部实行质量保证时，它是证明企业质量体系存在，并具有质量保证能力的文字表征和书面证据，是取得用户和第三方信任的手段。

3）质量手册不仅为协调质量体系有效运行提供了有效手段，也为质量体系的评价和审核提供了依据。

（2）质量手册的结构

质量手册的大致结构如下：

封面

前言

企业简介

手册介绍

目录

1.0　颁布令

2.0　质量方针和目标

3.0　组织机构

3.1　行政组织机构图

3.2　质量保证组织机构图

3.3　质量职能分配表

4.0　质量体系要求

4.1　管理职责（示例）

4.1.1　目的

4.1.2　范围

4.1.3　职责

4.1.4　管理要求

4.1.5　引用程序文件

4.2　质量体系

5.0　质量手册管理细则

6.0　附录

前言

企业简介　简要描述企业名称、企业规模、企业历史沿革；隶属关系；所有制性质；主要产品情况（产品名称、系列型号）；采用的标准、主要销售地区；企业地址、通信方式等内容。

手册介绍　介绍本质量手册所依据的标准及所引用的标准；手册的适用范围；必要时可说明有关术语、符号、缩略语。

颁布令　以简练的文字说明本公司质量手册已按选定的标准编制完毕，并予以批准发布和实施。颁布令必须以公司最高管理者的身份叙述，并予亲笔手签姓名、日期。

质量方针和目标

组织机构　行政组织机构图、质量保证组织机构图指以图示方式描绘出本组织内人员之间的相互关系。质量职能分配表指以表格方式明确体现各质量体系要素的主要负责部门、若干相关部门。

质量体系要求　根据质量体系标准的要求，结合本公司的实际情况，简要阐述对每个质量体系要素实施控制的内容、要求和措施。力求语言简明扼要、精练准确，必要时可引用相应的程序文件。

质量手册管理细则　简要阐明质量手册的编制、审核、批准情况；质量手册修改、换版规则；质量手册管理、控制规则等。

附录　质量手册涉及之附录均放于此（如必要时，可附体系文件目录、质量手册修改控制页等），其编号方式为附录A、附录B，以此顺延。

（3）质量手册的编写

企业按照质量手册的结构内容从以下几方面编写质量手册：

1）从企业的自身需要出发编制质量手册。

2）从总结本企业质量管理经验的角度出发编制质量手册。

3）从利用现有管理标准和工作标准角度出发编制质量手册。

4）从让职工积极参与的角度出发编制质量手册。

5）从使用符合本国文化传统语言的角度出发编制质量手册。

质量手册具体示例

［封面］：

××化工股份有限公司

企　业　标　准

QG/LHG 0501—2011

质　量　手　册

（受控版本）

2011年12月8日颁布　　　　2011年12月8日实施

××化工股份有限公司

任命书

为了贯彻执行ISO 9001：2000《质量管理体系——要求》，加强对质量管理体系运行的领导，特任命　覃永强　为公司管理者代表，在质量管理体系范围内，直接代表最高管理者组织、协调和监督各单位的质量管理工作。

管理者代表的职责是：

1．负责建立、实施、保持及改进公司的质量管理体系。

2．向最高管理者报告质量管理体系运行的情况，包括改进的需求。

3．在全公司内贯彻、提高满足顾客要求的意识。

4．对外联络和处理公司质量管理体系有关事宜。

5．批准质量管理体系程序文件的颁布实施。

××化工股份有限公司

董事长：

二零一一年十二月八日

[颁布令]

颁 布 令

为确保产品质量满足顾客的要求，公司依据《中华人民共和国产品质量法》，按照GB/T 19001—2000 idt ISO 9001：2000标准，结合公司的实际情况和需求，在公司2001年颁布的质量体系文件的基础上，重新修订《质量手册》，并对公司质量管理体系的组织结构、职责、覆盖范围、过程之间的相互关系、程序文件的架构、工作内容等进行修改。现予颁布实施。

公司所有部门和全体员工，应切实遵守手册中的各项规定，为提高产品质量和公司的信誉而努力工作。

修订：××化工股份有限公司修改小组

审核：

最高管理者：

××化工股份有限公司

2011年12月8日

质量手册具体内容示例

<table>
<tr><td rowspan="3"></td><td>××化工股份有限公司</td><td colspan="4">QG/LHG 0501—2011</td></tr>
<tr><td rowspan="2">质量手册</td><td>版本</td><td>03</td><td>页码</td><td>144/226</td></tr>
<tr><td colspan="4">2011年12月8日　第1次修改</td></tr>
</table>

0　概述

0.1　前言

本手册根据ISO 9001：2000《质量管理体系—要求》，结合本公司实际编制而成，适用于内部和外部评定公司提供满足顾客、法律法规要求并持续改进工作的能力，为产品（服务）满足顾客的需求和期望提供保障。

0.2　公司概况

××化工股份有限公司（以下简称“公司”或“本公司”）成立于2001年3月，是由“××化学工业集团有限公司”作为主发起人、以主营业务出资组建而成的。2003年7月，公司股票在上海证券交易所挂牌上市交易，股票简称：××股份，股票代码：××××××。

公司位于××××××××，水、陆、空交通方便，通信完善，主要产品有合成氨、浓硝酸、硝酸铵、尿素、甲醇、甲醛、氯化铵等，其中合成氨是中间产品，合成氨产能达60万吨/年，属国内化工大型一类企业。公司产品硝酸铵、尿素、浓硝酸以及多孔粒状硝铵、工业甲醛均为区名牌产品。产品畅销区内外，部分产品远销国外。

公司的母公司——××化学工业集团有限公司于1996年开始建立质量保证体系，贯彻GB/T 19002 - 1994 idt ISO 9002：94《质量体系——生产、安装和服务的质量保证模式》标准，并于1999年3月通过中国进出口商品质量认证中心西南评审中心现场审核，同年4月获得认证证书（1994年版）。公司成立时，该认证证书的使用者变更为本公司。2002年5月，公司通过ISO 9001：2000质量管理体系认证，获得中国进出口质量认证中心颁发的《质量体系认证证书》。

××化工股份有限公司通信地址：

地址：　　　　　　　　　　邮编：

电话：　　　　　　　　　　传真：

网址：　　　　　　　　　　邮箱：

6. 程序文件

（1）程序文件的含义

1）程序与程序文件。程序是为完成某项活动所规定的方法，描述程序的文件称为程序文件。

2）质量体系程序文件。质量体系程序文件对影响质量的活动做出规定；是质量手册的支持性文件；应包含质量体系中采用的全部要素的要求和规定；每一质量体系程序文件应针对质量体系中一个在逻辑上独立的活动。

（2）程序文件的作用

1）对影响质量的各项活动作出规定，规定各项活动的方法和评定的准则，使各项活动处于受控状态。

2）阐明与质量活动有关人员的职责、权限、相互关系。

3）作为执行、验证和评审质量活动的依据。

4）程序的规定在实际活动中执行。

5）执行的情况应留下证据。

6）依据程序审核实际运作是否符合要求。

（3）程序文件格式及基本内容

程序文件格式通常包括：封面 、刊头、刊尾、修改控制页、正文五部分。

1）封面的内容（根据需要选用）。可在单份或整套文件前加封面，便于进行文件控制。封面的内容可包括公司标志、名称、文件编号、文件名、拟制人、审核人、批准人及日期、颁布和生效日期、修改状态、版号，修改记录（可专设修改页）、受控状态和保密等级以及发文登记号等。

2）刊头。在每页文件的上部加刊头，便于文件控制和管理。刊头内容可包括公司标志、名称、文件编号、文件名称、生效日期、修改状态、版号、受控状态、发文登记号、页码等。

3）刊尾（需要时采用）。在每页文件或每份文件的末页底部加刊尾说明文件的起草审批、会签情况。刊尾内容可包括拟制人、批准人及日期、会签人及日期，以及其他说明性文字。

4）修改控制页。可单改或封面与其他附页合并说明文件修改的历史情况。修改控制页可包括修改单编号、修改标识、修改人及日期、审批人及日期、修改内容等。

5）正文

①正文部分。正文部分描述程序文件的基本内容，说明制订程序的目的、程序的适用范围、实施程序的责任者的职责和权限、程序内容的描述、程序涉及或引用其他文件。

②目的。说明程序所控制的活动及控制目地。

③适用范围。适用范围为程序所涉及的有关部门和活动，以及相关人员、产品。

④职责。职责部分规定负责实施该项程序的部门或人员及其责任和权限，也规定与实施

该项程序相关的部门或人员的责任和权限。

⑤工作程序。工作程序部分按活动的逻辑顺序写出开展该项活动的各个细节：规定应做的事情，明确每一活动的实施者，规定活动的时间，说明在何处实施，规定具体实施办法，所采用的材料、设备、引用的文件等，以及如何进行控制、应保留的记录、例外特殊情况的处理方式等。

⑥引用文件及相关的记录。内容包括涉及的相关程序文件，引用的作业指导书、操作规程及其他技术文件，涉及的其他管理性文件，以及所使用的记录、表格等。

程序文件具体示例

[封面]

××化工股份有限公司

企业标准

QG/LHG 0502—2011

质量管理体系控制程序

（受控版本）

2011 年 12 月 8 日发布　　2011 年 12 月 8 日实施

××化工股份有限公司

修订说明

公司根据 GB/T 19001—2000 idt ISO 9001：2000 标准以及公司的实际情况，对原公司使用的 ISO 9001：2000 版质量体系（2001 年颁布）进行重新修订，编制形成 QG/LHG 0502—2011《质量管理体系控制程序》，现予以颁布实施。

公司各单位和全体员工，应认真理解、贯彻修订版《质量管理体系控制程序》的内容，切实按照公司控制程序文件的要求展开工作，以符合 ISO 9001：2000 标准和公司质量管理体系的要求。

本次《质量管理体系控制程序》修订，由股份公司行政部组织编写并负责解释。

编制：××化工股份有限公司质量体系编写（修改）小组

组长：

副组长：

成员：

审核：

批准：

××化工股份有限公司

2011 年 12 月 8 日

[目录]

质量控制程序目录

文件号	程序名称
QG/LHG 0502. 01—2011	文件控制程序
QG/LHG 0502. 02—2011	质量记录管理程序
QG/LHG 0502. 03—2011	质量方针、目标管理程序

续表

文件号	程序名称
QG/LHG 0502. 04—2011	质量计划管理程序
QG/LHG 0502. 05—2011	管理评审控制程序
QG/LHG 0502. 06—2011	人力资源控制程序
QG/LHG 0502. 07—2011	与顾客有关的过程控制程序
QG/LHG 0502. 08—2011	设计与开发控制程序
QG/LHG 0502. 09—2011	采购控制程序
QG/LHG 0502. 10—2011	生产和服务控制程序
QG/LHG 0502. 11—2011	标识和可追溯性控制程序
QG/LHG 0502. 12—2011	顾客财产控制程序
QG/LHG 0502. 13—2011	产品防护控制程序
QG/LHG 0502. 14—2011	监视、测量和检（试）验设备控制程序
QG/LHG 0502. 15—2011	顾客满意度评价程序
QG/LHG 0502. 16—2011	质量审核控制程序
QG/LHG 0502. 17—2011	检验和试验控制程序
QG/LHG 0502. 18—2011	不合格品控制程序
QG/LHG 0502. 19—2011	纠正/预防措施控制程序

质量记录控制程序

公司标志	××化工股份有限公司	QG/LHG 0502. 02—2011			
	质量记录控制程序	版本	03	页码	148/226
		2011 年 12 月 8 日　第 1 次修改			

1. 目的

提供质量管理体系符合要求和有效运行的证据。

2. 范围

内部质量管理体系有关记录（包括电子记录）的控制。

3. 术语及定义

质量记录：为过程、活动或达到的结果提供客观证据，是实现可追溯性的重要载体。

4. 职责

责任人	职　责
行政部	管理以公司名义组织活动产生的质量记录
各职能部门管理	管理涉及全公司范围的质量记录
各单位	管理本单位内部的质量记录

5. 工作内容和方法

5.1 质量记录分类

5.1.1 原始记录：以数字、文字或图表对产品实现全过程的情况和结果做出直接记录，包括工程设计记录、文件收发记录、会议记录、检验记录、操作记录等。

5.1.2 统计报表：根据原始记录定期汇总统计形成的报表，包括质量统计综合月报、质量统计综合年报、工艺（产品、设备、服务）质量统计报告等。

5.1.3 分析报告：对专项质量活动进行调查研究、总结分析形成的文字报告（必要时附统计表、图表、照片等），包括质量审核报告、质量事故分析报告、质量教育总结报告等。

5.1.4 信息传递单：具有记载事实和传递信息双重作用的记录，包括工作联络单（见表4—1—2）、反馈记录等。

5.2 质量记录填写要求

5.2.1 质量记录必须用蓝、黑色墨水或圆珠笔书写。

5.2.2 质量记录按表格要求逐项填写实测数据或文字，并做到字迹（印章）清晰、准确、完整，签全名，填写记录日期。因仪表修理或其他因素引起记录的不完整，必须在记录中表明原因。

5.2.3 质量记录如填写差错，只准画改，即在差错处画双删除线“=”，并写上正确结果。画改后签上画改人姓名或盖章进行标识。

5.3 质量记录的管理

5.3.1 质量记录以记录的名称和使用日期作为标识。

5.3.2 各单位要编制质量记录控制清单（见表4—1—3），安排指定人员定期收集质量记录，分类装订成册，在封面标以记录名称、使用日期、保管期限和归档日期，并储存在指定的地方。

5.3.3 质量记录储存地点要防潮、防火、防蛀；保持储存地点空气流通、清洁，整齐摆放，便于查阅。

5.3.4 质量记录按程序文件规定保存期限进行保存，有高于程序文件要求的则按相应要求进行保存。

5.3.5 公司以电子文本形式传递的质量记录，由技发部进行保管和备份；各单位电子记录，自行做好备份及管理。

5.3.6 各单位建立质量记录查阅记录（见表4—1—4），原始记录查阅仅限于在资料室进行，未经本单位领导同意不得外借、复制，涉及公司保密范围的质量记录，未经公司领导同意不得借阅和复制。

5.3.7 顾客要求查阅质量记录时，由公司领导审批，相关单位派人陪同，并记录查阅情况。

5.3.8 超过储存期的质量记录，经单位领导签批，保管人员负责处理并记录（见表4—1—5）。

6. 文件和引用文件

序号	文件名称
1	质量记录控制清单

7. 记录

序号	记录名称	保存地点	保存期限	备注
1	质量记录查阅记录	各单位	三年	
2	质量记录处理记录	各单位	三年	

公司标志	××化工股份有限公司	QG/LHG 0502. 02—2007			
	质量记录控制程序	版本	03	页码	150/226
		2007 年 5 月 8 日　第 1 次修改			

表 4—1—2　　**工作联络单**

接收单位：　　年　月　日　　编号：　共　页，第　页

内容、事由：		备注
一式　份		
接收单位意见或摘录		
公司主管领导意见或摘录（必要时）		
送达单位		

发出单位：　　发出单位领导：　　制单：

说明：

1. 每单填写一项（个）内容、事由。
2. 编号由各提出单位填写（6 ~9 位数）。
3. 可多页可携带附件。
4. 由提出单位填写“送达单位”。
5. 要求反馈的，在备注栏填写反馈的联络单编号。
6. 提出单位留底一份。

表 4—1—3　　**××化工股份有限公司**

（单位名称）质量记录控制清单

（文件编号）

序号	记录名称	使用日期	归档日期	保存期限	备注

批准人：　　编制人：

表4—1—4　　××化工股份有限公司

（单位名称）质量记录查阅记录

序号	记录名称	查阅原因	批准	查阅人	查阅日期	备注

编制人：

表4—1—5　　××化工股份有限公司

（单位名称）质量记录处理记录

序号	记录名称	处理原因	批准	处理人	处理日期	备注

编制人：

7. 作业指导书

（1）定义

作业指导书是用以指导某个具体过程，描述事物形成的技术性细节的可操作性文件。

作业指导书是针对某个部门内部或某个岗位的作业活动的文件，侧重描述如何进行操作，是对程序文件的补充或具体化。对这类文件有不同的具体名称，如工艺规程、工作指令、操作规程等。

（2）作用

1）作业指导书是为保证过程质量和开展纯技术性质量活动提供指导的最基础的文件。

2）作业指导书是质量体系程序文件的支持性文件。

（3）种类

1）按发布形式不同，作业指导书可分为书面作业指导书、口述作业指导书。

2）按内容不同，作业指导书可分为用于施工、操作、检验、安装等具体过程的作业指导书，用于指导具体管理工作的各种工作细则、计划和规章制度，以及用于指导自动化程度高而操作相对独立的标准操作规范。

（4）要求与编写步骤

1）ISO 9000系列标准中对作业指导书的要求

①“如果没有作业指导书就不能保证质量时，则应对生产和安装方法制定作业指导书”（GB/T 19001 - ISO 9001——9.1）。

②生产作业可由作业指导书规定到必要的程度。应对工序能力进行研究以确定工序的潜能。整个生产中使用工艺规定也应写成书面文件，各个作业指导书中均应引用。作业指导书中应明确规定圆满完成工作以及符合技术规范和技术标准的准则（GB/T 19004 - ISO 9004——10.1.1）。

③“应按照质量体系的规定对作业指导书，规范和图样进行控制”（GB/T 19004 - ISO 9004——11.5）。

④内容应满足5W1H原则。任何作业指导书都须用不同的方式表达出Where：即在哪里使用此作业指导书；Who：什么样的人使用该作业指导书；What：此项作业的名称及内容是什么；Why：此项作业的目的是什么；When：什么时候使用该作业指导书；How：如何按步骤完成作业。

⑤“最好，最实际”原则。最科学、最有效的方法；良好的可操作性和良好的综合效果。

⑥数量应满足不一定每一个工位、每一项工作都需要成文的作业指导书；“没有作业指导书就不能保证质量时”才用；描述质量体系的质量手册之中究竟要引用多少个程序文件和作业指导书，就根据各组织的要求来确定；培训充分有效时，作业指导书可适量减少。

⑦格式应以满足培训要求为目的，不拘一格；简单、明了、可获唯一理解；美观、实用。

2）编写步骤

①作业指导书的编写任务一般由具体部门承担。

②明确编写目的是编写作业指导书的首要环节。

③当作业指导书涉及其他过程（或工作）时，要认真处理好接口。

④编写作业指导书时应吸收操作人员参与，并使他们清楚作业指导书的内容。

8. 化验室记录文件的制定

化验室记录文件的制定按作业指导书上需体现的有关内容进行制定，按控制程序的有关要求进行管理。

四、化验室在质量管理中的作用

化验室是企业的专门质量检验机构，在企业质量管理中起着举足轻重的作用。无论是企业生产过程的半成品质量控制、还是企业生产的最终产品质量检验，都对企业的信誉度、经济效益和长远的生存发展有着现实的意义。在企业质量管理中，因为化验室的重要地位，一般都将其设立为一个独立的工作机构并直属于企业负责人领导。因此，化验室的质量职能和在质量管理中的作业无论在传统管理和现代管理中都是不言而喻的。

1. 化验室在生产中的质量职能

化验室是企业的专职质量检验机构，一方面对企业产品的生产进行质量检验，为企业的生产服务；另一方面产品质量检验是具有法律意义的技术工作，客观上发挥了代表用户对企业进行生产监督和产品检查验收的作用。

由于产品质量检验工作的意义，无论是传统的质量管理还是当今社会流行的现代质量管理，化验室在企业质量管理工作中都有举足轻重的重要地位。化验室在生产中的质量职能：

（1）认真贯彻国家关于产品（或服务）质量的法律、法规和政策，制定和健全本企业有质量管理、质量检验的工作制度。

（2）参与对各类质量事故的调查工作，追查原因，按“四不放过”原则组织事故分析，提出处理意见和限期改进要求。遇有重大质量事故，应立即报告企业负责人及上级有关机构。

（3）加强产品（或服务）的质量意识，按照质量管理要求编制和健全企业的质量管理和质量检验工作制度。

（4）确立质量第一和为用户服务的思想，制订企业的质量检验工作计划，指导和监督各分厂（车间）开展好质量检验工作。充分发挥质量检验对产品质量的保证、预防和报告职能，保证进入市场的产品符合质量标准，满足用户需要。

（5）严格执行产品技术标准、合同和有关技术文件，负责对产品生产的原材料进货验收、工序和成品检验，并按规定签发检验报告。对不符合标准的原材料、半成品、成品不予签发合格证书并按规定作出相应的处理。

（6）积极进行新产品开发工作，参与分厂（车间）新产品开发过程的审查和检验鉴定工作，并做好基础资料的保存工作。

（7）指导和检查分厂（车间）生产过程的自检和互检工作，对违反工艺规程和忽视产品质量的不良倾向有权提出批评、制止并要求其迅速改正。对不听劝阻者有权拒检其产品并向企业领导和有关管理部门汇报。

（8）按照质量管理文件要求，认真做好质量检验工作的原始记录，做到写下来的要做到，做到的要留下记录。及时和定期做好原始记录的分析工作，按日、周、旬、月、季、年编写质量动态报告向企业负责人和有关管理部门反馈。

（9）对企业负责人做出的关于质量问题决策可以保留不同意见，并向上级质量检验部门汇报。

（10）加强自身建设，提高化验室人员的综合素质，指导分厂（车间）化验人员提高业务素质，做好质量检验工作的考核和奖惩工作。

（11）积极配合有关部门做好企业产品的售后服务工作，努力做好信息的收集和反馈工作，并根据用户反馈情况及时进行质量检验工作的持续改进。

（12）负责发放、管理企业使用的计量器具，做好量值传递工作。对生产中使用的工具、仪表、计量器具等，按计量管理规范定期进行检验（或送检），以保证其计量性能及生产原始基准的精确性。对未按期送检定的仪器、仪表、计量装置，有权停止使用。

（13）加强质量档案管理，确保质量信息的可追溯性。

（14）积极研究和推广先进的质量检验和质量控制方法，加速提升质量管理水平和推进检验现代化。

2. 质量检验在质量管理中的作用

（1）质量检验综述

质量检验就是运用一定的方法，测定产品的技术特性，并将结果与规定的要求进行比较，做出判断的过程。

众所周知，质量管理的早期是从质量检验演变发展而来的，现代的质量检验是现代质量管理工作的一个重要组成部分，它对企业的生产、销售乃至企业的生存发展起着至关重要的作用。

（2）质量检验的要素

质量检验按照对象可以划分为：来料检验、在制品检验和出库检验三类。无论是哪一种检验，通常都包括如下 7 种检验要素：

1）定标。明确技术指标，根据相关的技术标准制定检验方法。

2）抽样。随机抽取样品，抽取样品的过程中要考虑对总体有充分的代表性（有些属于全数检验的就不用考虑抽样的问题）。

3）测量。按照检验方法对产品（包括在制品）的质量特征和特性进行定性、定量的测量。

4）比较。将测量的结果与规定的质量标准进行对比。

5）判定。根据比较结果对产品（包括在制品）进行合格性的判定。

6）处理。对不合格的产品（包括在制品）做出处理，包括进行“适用性”判断。

7）记录。详细记录检验数据，以反馈信息、评价产品和改进工作。

质量检验是化验室的核心工作，也是化验室各部门的工作职责，每一个化验室的职工都应该认真实施以上质量检验的每一个要素，保证检验质量的高水平。

（3）质量检验的职能

质量检验是质量体系中的重要因素，即使在现代化的质量管理中质量检验仍然起着十分重要的作用。企业的生产活动是一个上下工序紧密联系的复杂过程，产品质量由于受人员、机器、材料、方法、环境等因素影响会出现一定的波动，这就决定了质量检验的重要性。

企业的质量检验是企业对内外进行质量保证的重要手段，其主要的职能如下：

1）保证职能。通过检验，保证凡是不符合质量标准而又未经适用性判断的不合格产品不会流入到下道工序或市场中去，实现把关功能，保证质量，维护企业信誉，也保护用户的利益。

2）预防职能。通过检验，测定工序能力和对工序状态异常变化的监测，获取必要的质量信息，为质量控制提供依据，并及时采取防范措施，预防和减少不合格品的产生。

3）报告职能。为使企业负责人和有关管理部门及时获取质量信息、掌握产品质量状况、分析评价和控制产品质量问题，把检验取得的数据和信息经汇总、整理、分析后写成质量报告上交。为质量控制、质量改进、质量考核、质量决策提供重要的信息和依据，同时也为提高职工的质量意识和综合业务水平提供最直接的、必要的信息。

在传统的质量管理中，检验部门实际上只行使了其“保证职能”。而现代质量管理要求充分发挥质量检验的“三职能”的作用。

五、检验过程的质量保证

1. 检验过程

（1）化验室调度接到报检单（包括常规送检通知、临时工艺抽样检验指令、临时性抽检申请等）后，通知采样组采样，采回的样品送调度。调度将验收合格的报、送检样品到制样室进行制备，制好后返回调度，调度依据样品的检验要求送有关的检验组（室）如原料组（室）、中检组（室）和成品组（室）。

（2）有关的检验组（室）检查验收样品后，留取部分样品作为副样保存（也可由调度安排保存），然后安排具体人员进行检验、结果数据处理、填写检验报告，再交检验组（室）负责人审核后签字、送调度。

（3）调度接收检验报告，汇总、登记台账后发出正式检验报告书。

在日常的检验过程中如出现异常情况，调度将根据质量负责人的要求，派出相关的技术监督人员（技术监督人员可从相关职能部门抽派），查明原因并做出相应的处理。

2. 检验过程的质量控制

（1）采样和制样质量

采样就是从总体中取出有代表性的样品的操作。样品是指用于进行分析以便提供能代表该总体特征量值的少量物质。样品只有代表它所从属的总体的特征量值，才可能使分析结果准确、有效。因此，采样的基本原则是样品具有充分的代表性。

样品按在常温下的状态一般有固体、液体和气体之分；按样品中各组分的分布情况分有均匀和非均匀之别；按在生产过程中的状态分又有动态与静态之差异。由于样品状态的区别，采样的方法和要求各不相同。采样应按照规定的方法或条例进行，以保证所采取的样品具有代表性和有效性。

制样是使样品中的各组分尽可能在样品中分布均匀，以使进行检验的样品既能代表所采取样品的平均组成，也能代表该批物料的平均组成。所以，制样也应该按照规定的方法或条例进行。

（2）检验与结果数据处理的质量控制

检验人员收到检验组（室）检查验收的样品，根据检验方法要求进行准备，检查仪器设备、环境条件和样品状况。一切正常后开始按规定的操作规程对样品进行检验，记录原始数据。要求所有的分析化验项目均需做如平行试验以检测其重现性，消除偶然误差，涉及溶液的试验必须作空白试验以消除试剂误差，必要时作对照试验以检查试剂是否有效，定期作校准曲线。检验工作结束后，复核全部原始数据，确认无误后，对样品作检后处理。

对分析结果数据的处理，要遵循有效数字的运算规则和分析结果数据处理的有关方法进行，对于原因不明的“可疑数据”，可根据数据的“不确定度”要求，选用“4D 法”“Q 检验”“T 检验”或“格鲁布斯原则”等数理统计原理进行检验，并判断取舍。要求检验结果至少能溯源到执行的标准或更高的标准，如国家标准、国际标准或某些方面要求更高的标准。

3. 检验质量申诉处理

检验质量申诉处理是指检验结果的需方对检验结果或得出检验结果的过程提出疑问或表示怀疑，并要求提供检验结果的一方做出合理的解释或处理。

（1）检验质量申诉处理过程

遵照检验质量申诉和检验质量事故处理办法规定的程序，由检验质量负责人检查该项检验的原始记录和所使用仪器设备的状态，了解检验操作方法及检验过程。在此基础上召集相关的人员，通报了解的情况，分析原因，最后确定处理方案。

（2）检验质量申诉结果处理

通过前述的检验质量申诉处理过程，对检验质量申诉结果处理的方案一般有两种情况：第一，如果检验结果正确无误或检验过程合理，则通知申诉方，做好解释工作和其他善后事宜；第二，如果对检验结果的正确性有怀疑或检验过程确有差错，则重新校正仪器设备，对样品或新取样品进行重新检验，并由检验质量负责人监督检验的整个过程，按规定程序得出检验报告。

检验质量申诉材料、处理检验质量申诉所采取的措施及处理结果，应详细记录并归档。

4. 检验质量事故处理

由于化验工作的疏忽或者仪器设备的缺陷，导致分析化验数据的错误，造成成品检验合格与否错判、原材料检验合格与否错判、错检或漏检属于检验质量事故。检验质量事故的发生可以造成生产中断、产品质量出现严重问题，在极端状况下可以导致安全事故发生（如安全分析等）；一些流入市场的劣质产品可能导致用户陷入困局，甚至形成连锁反应；也可能因此造成企业产品市场崩溃的严重局面。因此，必须认真对待检验质量事故。对检验质量事故处理：

（1）质量检验事故可以按照一般事故的处理原则（包括“四不放过”原则，即不查清事故原因不放过，不定出整改措施不放过，不进行考核实行分明的奖惩不放过）进行处理。

（2）由部门领导负责，组织班组长和技术人员做出正确结果及时更正。

（3）部门领导主持召开事故分析会，责令责任人写出事故分析报告，同时制定预防措施和纠正措施，避免再次发生。

（4）跟踪检查，通过对留样抽查或对责任人实际操作考试，验证事故是否已得到有效控制，具体按《检验事故处理记录》要求进行。

（5）检验事故应认真对待，屡教不改或情节严重的，责任者要调离检验岗位。

（6）通过加强业务技术培训、岗位操作考试和对检验人员的职业道德教育等形式，杜绝和减少检验事故的发生。

（7）根据纠正的分析化验结果，配合技术部门协助受影响的生产车间、班组根据纠正后的分析检验信息重新恢复生产，并加强控制检验，确保产品质量合格。

（8）如果不合格产品已经流入市场，应迅速配合有关管理部门组织紧急“召回”。

（9）如果已经造成用户损失，应配合有关管理部门与用户协商有关补偿或赔偿问题，有时候甚至可能需要进行连带赔偿。

六、检验质量保证体系的监督

1. 实施内部监督评审的作用

实施化验室检验质量保证体系运行的内部监督评审，是为了促进化验室检验质量保证体系能充分有效地运行。我国已是世界贸易组织（WTO）的成员国，为了和国际质量管理标准接轨，国家的质量管理方针、政策、标准和有关规定会依情况的变化而做出相应的调整，相关企业的质量方针和质量体系也会作出相应的调整。因此，化验室检验质量保证体系必须做出具体的调整来与企业的质量方针和质量体系相衔接。如对检验质量保证体系的有关文件进行修改、说明和补充，进行仪器设备的更新换代，实施技术人员的培训等，以满足实际工作的需要。

2. 实施内部监督评审的程序

（1）建立组织机构

实施内部监督评审，首先应建立由企业质量管理部门负责人及相关管理和技术人员组成的监督评审组，并制定相应的工作程序和制度，确定工作任务。

（2）内部监督评审的任务

内部监督评审的任务是审查检验质量保证体系的各种文件和技术资料，进行现场检查和评审并做出检查评审报告。

（3）内部监督评审工作

内部监督评审工作可分为审核文件、现场评审的准备、现场检查与评审和提出评审报告四个方面。

1）审核文件。审核文件是实施现场检查与评审的基础工作。审核的主要内容是质量管理手册及检验质量保证体系的其他文件资料。其目的是了解化验室检验质量保证体系的运行情况，督促化验室根据情况的变化和实际的需要对检验质量保证体系的有关文件进行修改、说明和补充等。

2）现场评审的准备。监督评审组实施现场检查的准备工作是在审核文件之后，根据需要进行的预备工作，预备工作包括监督评审组成员的分工、确定现场检查的日期及进度、明确检查的重点项目和检查方法、准备评审记录表等。

3）现场检查与评审。是在通过审查检验质量保证体系的各种文件之后，对检验质量保证体系实际运行情况进行了解，并对其运行的实效性作出评审，判定化验室检验系统是否真正具备检验质量保证体系规定的要求和能力。这是以现场的实际情况为对象，掌握信息和情况以判定检验质量保证体系的质量保证能力，在此基础上，得出评审结论。

现场检查与评审大致可分为四个步骤进行，即首次会议、现场审核、编写评审报告和总结会议。

①首次会议。首次会议由监督评审组组长主持，主要内容有与化验室成员相互介绍；确认检查范围；确定检查评审的方法及程序；磋商如何保证检查组能及时得到评审所需的与检验质量保证体系有关的资料和记录；安排人员配合等。正式检查之前可在化验室有关人员陪同下参观化验室的专业工作室、技术档案等。

②现场审核。现场审核按照监督评审组制订的计划和检查表所要求的内容进行，也可根据实际情况适当调整。现场审核是较关键的环节，要深入细致地逐项检查和审核，其方式可以灵活，按情况而定，一般有：面谈、查阅文件和记录、审核主要仪器设备数量及运行状况、观察现场的检验实际工作等。

③编写评审报告。监督评审组全体成员研究检查情况，对检查的情况进行实事求是的评审，要有明确的结论，如合格、待改进、不合格。评审的程序一般是根据各个检查项目的检查情况，对其做出评价总结，其次是对检验质量保证体系的要素做出恰当的评价，最终对检验质量保证体系总的情况做出综合的评价结论。

④总结会议。总结会议上，监督评审组向化验室通报监督评审结果，化验室负责人及相关人员参加，由监督评审组组长报告并就有关问题进行说明。化验室负责人应对监督评审结果表态，提出意见和必要的解释。双方在监督评审总结上签字。

4）提出评审报告。监督评审组经过现场检查与评审后，由监督评审组编写经全组成员签字的评审报告，该报告是检查工作程序的总结报告，其中包含检查所依据的文件、现场检查记录表、检查出不合格项目记录、有争议问题的记录以及检验质量保证体系实际运行情况与其规定标准相符程度的评价等。

对评审中发现的问题，属于硬件方面的，如仪器设备不足等，监督评审组应会同化验室向上一级部门反映，争取得到解决；属于软件方面的，如管理制度等，则应敦促化验室及时予以改进。

第二节　标准与标准化管理

学习目标

1. 了解标准的制定和实施，以及采用国际标准化的意义、原则、步骤和方法。
2. 掌握标准的定义、分级和标准化的基本原理。
3. 能识别标准代码与编号，能根据需要选择标准物质。

在生产活动中，标准化之所以成为一个系统工程，是因为组成标准化系统的系统功能能把许多杂乱无章的活动建立起秩序标准，从而更好地为人类创造财富（即通过贯彻标准实现）。在标准化系统中，每一项活动都是依据相应的标准化文件（如标准、标准规范、标准化指导性技术文件等）进行的。因此，标准化系统和构成产品生产的其他系统一样，都是为了一个共同的目的而起着各自特有的功能。

一、标准与标准化

1. 标准

（1）标准的定义

为在一定的范围内获得最佳秩序，对活动或其结果规定共同的和重复使用的规则、导则或特性，经协商一致制定并经公认机构批准的文件，称为标准。标准应以科学、技术和经验的综合成果为基础，以促进最佳社会效益为目的。

（2）标准的分类

从世界范围基本可分为国际标准、区域标准、国家标准、行业标准、企业标准五类。国际标准是由国际标准化组织（ISO）、国际电工委员会（IEC）制定的标准（包括由国际标准化组织认可的国际组织所制定的标准）和国际电信联盟（ITU）制定的标准，以及国际化标准化组织确认并公布的其他国际组织制定的标准。国际标准为国际上承认和通用。区域标准又称地区标准，是世界区域性标准化组织制定的标准，如欧洲标准化委员会（CEN）制定的欧洲标准。这种标准在区域范围内有关国家通用。国家标准是在一个国家范围内通用的标准。行业标准是在某个行业或专业范围内适用的标准，也称为协会标准。企业标准是由企业制定的标准。

按体系划分，《中华人民共和国标准化法》将标准划分为四种，即国家标准、行业标准、地方标准、企业标准。各层次之间有一定的依从关系和内在联系，形成一个覆盖全国又层次分明的标准体系。《标准化法》第七条规定，国家标准、行业标准分为强制性标准和推荐性标准。保障人体健康，人身、财产安全的标准和法律、行政法规定强制执行的标准是强制性标准，例如药品、食品卫生、兽药、农药和劳动卫生、产品生产、储运和使用中的安全及劳动安全、工程建设的质量、安全、卫生等标准。其他标准是推荐性标准。

1）国家标准。对需要在全国范围内统一的技术要求，应当制定国家标准。国家标准由国家标准化管理委员会编制计划、审批、编号、发布。国家标准代号，用“国家”和“标准”两个汉语拼音的第一个字母“G”和“B”表示。GB 和 GB/T，其含义分别为强制性国家标准和推荐性国家标准。

2）行业标准。对没有国家标准又需要在全国某个行业范围内统一的技术要求，可以制定行业标准，作为对国家标准的补充，当相应的国家标准实施后，该行业标准应自行废止。行业标准由行业标准归口部门编制计划、审批、编号、发布、管理。行业标准的归口部门及其所管理的行业标准范围，由国务院行政主管部门审定。部分行业的行业标准代号如下：汽车为 QC、石油化工为 SH、化工为 HG、石油天然气为 SY、有色冶金为 YS、电子为 SJ、机械为 JB、轻工为 QB、船舶为 CB、核工业为 EJ、电力为 DL、商检为 SN、包装为 BB。推荐性行业标准在行业代号后加“/T”，如“JB/T”即为机械行业推荐性标准，不加“/T”为强制性标准。

3）地方标准。对没有国家标准和行业标准而又需要在省、自治区、直辖市范围内统一的要求，可以制定地方标准。地方标准的制定范围有：工业产品的安全、卫生要求；药品、兽药、食品卫生、环境保护、节约能源、种子等法律、法规的要求；其他法律、法规规定的要求。地方标准由省、自治区、直辖市标准化行政主管部门统一编制计划、组织制定、审批、编号、发布。地方标准也分强制性与推荐性。

4）企业标准。是对企业范围内需要协调、统一的技术要求、管理要求和工作要求所制定的标准。企业产品标准其要求不得低于相应的国家标准或行业标准的要求。企业标准由企业制定，由企业法人代表或法人代表授权的主管领导批准、发布。企业产品标准应在发布后 30 日内向政府备案。

此外，为适应某些领域标准快速发展和快速变化的需要，于 1998 年规定在四级标准之外，增加一种“国家标准化指导性技术文件”，作为对国家标准的补充，其代号为“GB/Z”。指导性技术文件仅供使用者参考。

（3）我国标准的代号和编号

1）国家标准的编号由国家标准的代号、标准发布顺序号和标准发布年代号（4 位数组成）。

强制性国家标准编号：

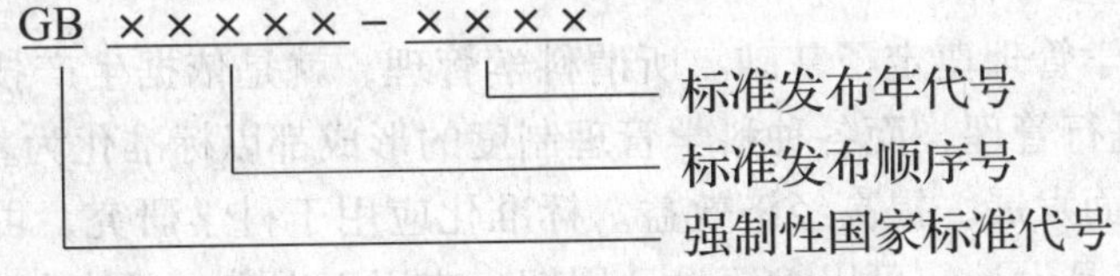

推荐性国家标准编号：

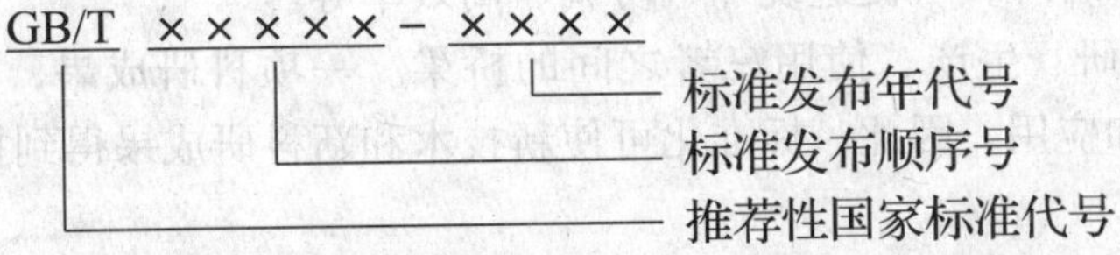

2）行业标准的代号和编号由汉字拼音大写字母组成。行业标准的编号由行业标准代号、标准发布顺序号及标准发布年代号（4 位数组成）组成。

强制性行业标准编号：

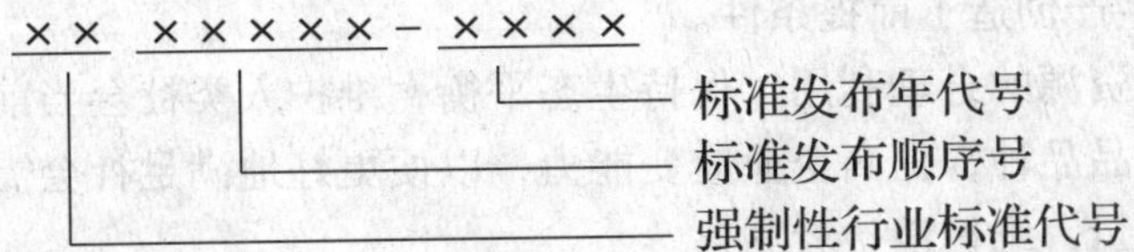

推荐性行业标准编号：

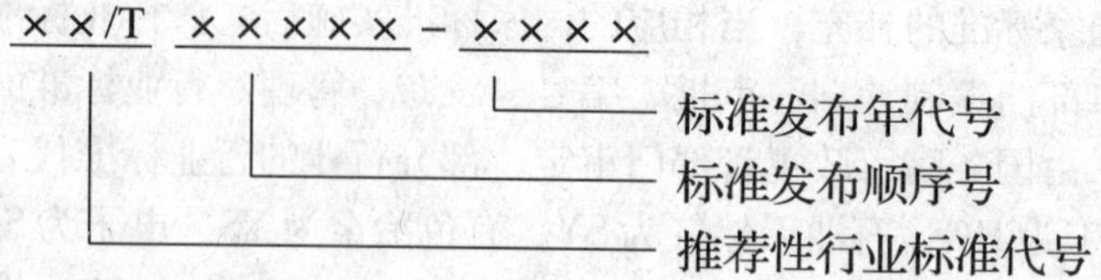

2. 标准化

（1）标准化的定义和原理

标准化是为在一定的范围内获得最佳秩序，对实际的或潜在的问题制定共同的和重复的活动。它包括制定、发布及实施标准的过程。

标准化的基本原理通常指统一原理、简化原理、协调原理和最优化原理。

统一原理就是为了保证事物发展所必需的秩序和效率，对事物的形成、功能或其他特性确定适合于一定时期和一定条件的一致规范，并使这种一致规范与被取代的对象在功能上达到等效。

简化原理就是为了经济有效地满足需要，对标准化对象的结构、形式、规格或其他性能进行筛选提炼，剔除其中多余的、低效能的、可替换的环节，精练并确定出满足全面需要所必须高效能的环节，保持整体构成精简合理，使之功能效率最高。

协调原理就是为了使标准的整体功能达到最佳，并产生实际效果，必须通过有效的方式协调好系统内外相关因素之间的关系，确定为建立和保持相互一致、适应或平衡关系所必须具备的条件。

最优化原理就是按照特定的目标，在一定的限制条件下，对标准系统的构成因素及其关系进行选择、设计或调整，使之达到最理想的效果，这样的标准化原理称为最优化原理。

（2）标准化的主要作用

1）标准化为科学管理奠定了基础。所谓科学管理，就是依据生产技术的发展规律和客观经济规律对企业进行管理，而各种科学管理制度的形成都以标准化为基础。

2）促进经济全面发展，提高经济效益。标准化应用于科学研究，可以避免在研究上的重复劳动；应用于产品设计，可以缩短设计周期；应用于生产，可使生产在科学和有秩序的基础上进行；应用于管理，可促进统一、协调、高效率等。

3）标准化是科研、生产、使用三者之间的桥梁。一项科研成果，一旦纳入相应标准，就能迅速得到推广和应用。因此，标准化可使新技术和新科研成果得到推广应用，从而促进技术进步。

4）随着科学技术的发展，生产的社会化程度越来越高，生产规模越来越大，技术要求越来越复杂，分工越来越细，生产协作越来越广泛，这就必须通过制定和使用标准，来保证各生产部门的活动，在技术上保持高度的统一和协调，以使生产正常进行。所以，人们说标准化为组织现代化生产创造了前提条件。

5）促进对自然资源的合理利用，保持生态平衡，维护人类社会当前和长远的利益。

6）合理发展产品品种，提高企业应变能力，以便更好地满足社会需求。

7）保证产品质量，维护消费者利益。

8）在社会生产组成部分之间进行协调，确立共同遵循的准则，建立稳定的秩序。

9）在消除贸易障碍、促进国际技术交流和贸易发展、提高产品在国际市场上的竞争力方面具有重大作用。

10）保障身体健康和生命安全，大量的环保标准、卫生标准和安全标准制定发布后，强制执行，对保障人民的身体健康和生命财产安全具有重大作用。

3. 标准化体系

（1）标准体系的定义

标准体系是一定范围内的标准按其内在联系形成的有机整体。“一定范围”可以指一个企业、一个专业、一个行业乃至全国。“内在联系”是指定范围内的各个标准，它们并不是孤立的，而是按一定的“关系”有机地联系在一起的。也可以说标准体系是一种由标准组成的系统。

（2）标准体系的结构

标准体系内部标准应按照一定的结构进行逻辑组合，而不是杂乱无序的堆积。由于标准化对象的复杂性，体系内不同的标准子系统的逻辑结构可能体现出不同的表现形式。主要有以下两种：

1）层次结构。层次结构是标准化对象内部上级与下级、共性与个性等关系的良好的表现形式。层次结构类似树结构，父节点层次所在的标准相比子节点层次的标准，更能够反映标准化对象的抽象性和共性，反之，子节点层次的标准能更多地反映事物的具体性和个性。层级深度如何，也体现了对标准化对象的管理精度。标准层次结构的完备性，标志着标准体系的灵活与弹性，是标准体系适应现实多样性的一个重要方面，像档案著录标准子系统、交换格式子系统等都可以用层次结构来进行表达。

2）线性结构。线性结构又叫做程序结构，是指各标准按照过程的内在联系和顺序关系进行结合的形式。该结构主要体现了标准化对象在活动流程中的时间性，比如档案数据库的设计过程、档案数据库应用系统的开发都有比较严格的流程控制，它们都是由若干阶段前后相继完成的，前一阶段的标准是后续阶段标准得以实施的前提，如档案数据库设计过程中需求标准与逻辑设计规范之间就是线性结构。

（3）标准体系的特征

标准体系具有六个特征，即集合性、目标性、可分解性、相关性、整体性、环境适应性。

1）集合性。标准体系是由两个以上的可以相互区别的单元有机地结合起来完成某一功能的综合体，随着现代社会的发展，标准体系的集合性日益明显，任何一个孤立标准几乎很难独自发挥效应。

2）目标性。标准体系实质上是标准的逻辑组合，是为使标准化对象具备一定的功能和特征而进行的组合。从这个层面上讲，体系内各个标准都是为了一个共同的功能形成的，而非各子系统功能的简单叠加。

3）可分解性。为保证标准体系的有效性，这就要求体系的可分解性。标准在大多数情况下只是某一技术水准、管理水平和经验的反映，具有一定的先进性。但随着各方面情况的发展，标准对象的变化、技术或者管理水平的提升都要求制定或修订相关标准，这就要求对标准进行分解，以对标准进行维护，包括修改、修订、废止等操作。

4）相关性。标准体系内各单元相互联系而又相互作用，相互制约而又相互依赖，它们之间任何一个发生变化，其他有关单元都要作相应的调整和改变。

5）整体性。标准是构建标准体系的一个主要出发点。在一个标准体系中，标准的效应除了直接产生于各个标准自身之外，还需要从构成该标准体系的标准集合之间的相互作用中得到。构成标准体系的各标准，并不是独立的要素，标准之间相互联系、相互作用、相互约束、相互补充，从而构成一个完整统一体。

6）环境适应性。标准体系存在于一定的经济体制和社会政治环境之中，它必然要受经济体制和社会政治环境的影响制约，因此，它必须适应其周围的经济体制和社会政治环境。

4. 国际标准

（1）采用国际标准的原则

采用国际标准和国外先进标准的方针是认真研究，积极采用，区别对待。主要遵循的原则是：

1）要密切结合我国国情，有利于促进生产力发展。

2）有利于完善我国标准体系，促进我国标准水平的不断提高，努力达到和超过世界先进水平。

3）要合理安排采用的顺序，注意国际上的通行需要，还要考虑综合标准化的要求。

4）采用国外先进标准要根据标准的内容区别对待。

（2）采用国际标准程度和编写方法

我国标准采用国际标准的程度，分为等同采用和修改采用。

1）等同采用。等同采用指与国际标准在技术内容和文本结构上相同，或者与国际标准在技术内容上相同，只存在少量编辑性修改。

2）修改采用。修改采用指与国际标准之间存在技术性差异，并清楚地标明这些差异以及解释其产生的原因，允许包含编辑性修改。修改采用不包括只保留国际标准中少量或者不重要的条款的情况。修改采用时，我国标准与国际标准在文本结构上应当对应，只有在不影响与国际标准的内容和文本结构进行比较的情况下才允许改变文本结构。

我国标准采用国际标准的程度代号为：IDT 等同采用（identical）；MOD 修改采用（modified）。

根据国际标准制定的我国标准应当在封面标明和前言中叙述该国际标准的编号、名称和采用程度；在标准中引用采用国际标准的我国标准，应当在“规范性引用文件”一章中标明对应的国际标准编号和采用程度，标准名称不一致的应当给出国际标准名称。

我国标准采用国际标准程度的具体标注方法应遵守《标准化工作指南　第2部分：采用国际标准的规则》（GB/T 20000.2）。

在采用国际标准的我国标准中，应当说明或者标明技术性差异和编辑性修改，具体说明或者标注方法应遵守《标准化工作指南　第2部分：采用国际标准的规则》（GB/T 20000.2）。

采用国际标准的我国标准的编号表示方法如下：

①等同采用国际标准的我国标准采用双编号的表示方法，示例：GB××××× - ×××/ISO×××××：××××。

②修改采用国际标准的我国标准，只使用我国标准编号。

在采用国际标准时，应当按《标准化工作导则　第1部分：标准的结构和编写规则》(GB/T 1.1）的规定起草和编写我国标准。在等同采用ISO/IEC以外的其他组织的国际标准时，我国标准的文本结构应当与被采用的国际标准一致。

采用国际标准的我国标准，在编制说明中，应当详细地说明采用该标准的目的、意义，标准的水平，我国标准同被采用标准的主要差异及其原因等。

我国标准与国际标准的对应关系除等同、修改外，还包括非等效。非等效不属于采用国际标准，只表明我国标准与相应国际标准有对应关系。

非等效指与相应国际标准在技术内容和文本结构上不同，它们之间的差异没有被清楚地标明。非等效还包括在我国标准中只保留了少量或者不重要的国际标准条款的情况。

非等效（not equivalent）代号为NEQ。

5. 化工标准化

（1）化工标准化体系

当前，化工产品制定的国家标准和行业标准已有3 585个，其中产品技术性能和技术标准1 970个，此外还有几万个化工企业标准，构成了我国一个完整配套的化工技术标准系。化工标准已在我国化工生产力的提高、技术的进步和科学的管理中发挥了重大的指导作用。

化工标准体系可分为四类，即化工基本原材料标准体系、化工高聚物和橡胶制品标准体系、信息用化学品标准体系、化工机械标准体系。根据化工产品标准体系的行业分类，将整个化工标准体系表分为三个子行业标准体系表G1、G2、G3，本体系表还另设G0。

1）G1——化工基本原材料标准体系表。它由化工基本原材料综合基础标准体系表（行业第二层标准）和化学矿、化学气体、无机化工产品、有机化工产品、化学试剂、化肥、农药、染料及中间体、颜料、表面活性剂、水处理药剂、化肥催化剂、食品用化学产品十四个专业标准体系表组成。

2）G2——化工高聚物、信息材料标准体系表。它由化工高聚物、信息材料综合基础标准体系表（行业第二层标准）和合成树脂及塑料、涂料、合成橡胶及胶乳、轮胎轮辋及气门嘴、软管、涂覆织物、输送带及传送带、橡胶密封制品、胶乳制品、胶鞋、橡胶杂品、食品用医用橡胶制品、胶黏剂、化学助剂、炭黑、感光材料、磁记录材料等专业标准体系表组成。

3）G3——化工机械标准体系表。它由化工机械综合基础标准体系表（行业第二层标准）和化工机械、非金属化工机械、搪玻璃设备、橡胶机械和橡塑通用机械、化工用仪器仪表、橡胶测试仪器设备七个专业标准体系表组成。

4）G0——化工综合性标准体系表。它由化工产品综合性标准、化工用能、化工安全、化工工业卫生、化工信息分类编码五个标准体系表组成。这些标准体系表中的标准，实质上是与上述三个子行业标准体系表中各行业综合基础标准同属第二层的标准，由于它们是三个子行业标准体系共同的标准，故另设此标准体系表。

（2）化工标准化特点

化工标准化是化学工业重要的技术基础。化工标准化的特点与化学工业的特点密切相关。化学工业与其他工业相比，具有如下特点：原料、生产方法和产品纷繁复杂；是知识密集型部门，需要多学科、多专业的合作，并对生产人员的素质要求较高；耗能多；容易造成境污染；多在高温、高压、密闭系统中生产，易燃、易爆，安全技术和管理非常重要等。化学工业的这些特点，也是化工标准化工作中应当考虑的问题。

化工标准化工作是我国工业标准化工作的重要组成部分，除具有工业标准化的共性外，还具有如下行业特点：

1）化工产品的品种繁多，性能差异大，更新换代快。所以产品及其试验方法标准数量多、范围广、更新快。化工各个专业甚至每种产品都有不同的样品制备或取样方法。专业和专业之间的标准既有共同之处，又有各自的特殊性。因此，每一个专业与专业之间的标准基本上是自成体系，各有一套完整的标准。

2）化工产品标准的质量特性指标一般都是代用质量特性指标化工产品质量的好坏，往往是在使用和加工过程中才反映出来。但是代用质量特性指标并不等同于真正质量特性指标，而是反映真正质量特性的相关技术参数。因此，制定化工标准，关键在于准确、科学地确定代用质量特性指标，以充分反映产品的真正质量。

3）一种化工产品往往有多种用途，例如磷酸氢钙可作肥料，也可作饲料和食品添加剂，还可作牙膏的原料。所以在制定产品标准时要根据不同用途的要求，对产品质量指标实行分型和分等，以避免产品质量的过剩或不足。化学试剂的质量指标一般分为优级纯、分析纯和化学纯等，以适应不同用途的需要。

4）化工生产一般在高温、高压下进行，化工产品又多是易燃、易爆、有毒和有腐蚀性的物质。因此，化工标准不仅专门有安全标准，易燃、易爆、有毒物质允许量标准，“三废”排放标准等；而且在产品标准中要充分考虑安全、环境管理的要求。

5）化工产品具有气体、液体、固体三种物质形态，并随着温度、压力的变化而变化。由于有的化工产品的性能不稳定，随外界环境和放置时间的不同而发生化学变化，如热分解、裂解、聚合、遇空气发生化学反应或潮解等。许多化工产品属于危险品，危害人类和动植物，国家标准对化学危险品分类与标志以及对化工产品包装都有明确的规定。

6. 2000 版 ISO 9000 系列标准

(1) ISO 9000 系列标准的构成及特点

为提升世界各国企业（组织）全面质量管理的规范化、标准化水平，促进世界经济和贸易的繁荣发展，国际标准化组织（ISO）自 1987 年 3 月起陆续颁布了一系列全面质量管理标准，主要包括 ISO 9000 系列标准、ISO 14000 环境管理系列标准、ISO 18000 职业安全卫生管理系列标准等。

1）2000 年版 ISO 9000 族标准构成。国际标准化组织 2000 年 12 月 15 日正式发布了最新标准——ISO 9000：2000 版国际标准，该标准和文件由四个部分构成：

第一部分为核心标准，包括 ISO 9000：2000《质量管理体系——基础和术语》、ISO 9001：2000《质量管理体系——要求》、ISO 9004：2000《质量体系——业绩改进指南》、ISO 19011：2000《质量和（或）环境管理体系指南》。

第二部分为其他标准，如 ISO 10012：2001《测量控制系统》等。

第三部分为技术报告，如 ISO/TR 10006《项目管理指南》、ISO/TR 10007《技术状态管理指南》、ISO/TR 10013《质量管理体系文件指南》、ISO/TR 10014《质量经济性指南》、ISO/TR 10015《教育和培训指南》、ISO/TR 10017《统计技术在 ISO 9001 中的应用指南》等。

第四部分为小册子，如《质量管理原理》《选择和使用指南》《ISO 9001 在小型企业中的应用指南》等。

2）2000 版 ISO 9000 族标准的特点。2000 版 ISO 9000 族标准的特点是：面向所有组织；文字通俗易懂，结构简明；明确八项质量管理原则与质量管理的基础理念；提倡用过程方法来识别和建立体系，操作性强；以顾客满意和持续改进为目的；强化最高管理者的领导作用；考虑所有相关方的互惠互利；增强与环境管理等其他管理体系的相容性。

（2）ISO 9000 系列标准的简介

1）ISO 9000 系列标准简介。ISO 9000 系列标准（又称 ISO 9000 族）是为适用国际贸易和国际间的技术经济合作与交流，提高世界各国的质量管理水平，由国际标准化组织 1987 年颁布实施的质量管理体系标准，该标准是针对组织的管理结构、人员、技术能力、技术文件、管理制度和内部监督机制等一系列体现组织保证产品质量及服务质量的管理措施的标准。它适用于任何企业和组织，目前已有 70 多个国家采用，我国于 1993 年起等同实施了 ISO 9000 系列标准（GB/T 19000 系列标准）。1987 年版 ISO 9000 系列标准由六个标准组成：

ISO 8402：1986——质量术语。

ISO 9000：1987——质量管理和质量保证标准的选择和使用指南。

ISO 9001：1987——设计/开发、生产、安装和服务质量保证模式。

ISO 9002：1987——生产和安装质量保证模式。

ISO 9003：1987——最终检验和试验的质量保证模式。

ISO 9004：1987——指导企业内部建立质量体系的指南。

ISO 9000 系列标准分别于 1994 年、2000 年经过了两次修订，以 2000 年版为最新版本。

2）ISO 14000 系列标准简介。为顺应国际环境保护的发展，根据国际经济与贸易发展的需要，国际标准化组织 1996 年颁布了环境管理体系标准，其标准号从 14001 ~ 14100 共 100 个，分 7 个系列，统称为 ISO 14000 系列标准。该标准体现"全面管理、污染预防、持续改进"的思想，引导世界环境管理潮流，目前已有 100 多个国家实施该系列标准。我国 1996 年 7 月开始实施 ISO 14000 标准的认证试点工作，目前已有 40 多家企业通过试点认证。ISO 14000 标准各系列所对应的标准号为：

环境管理体系（EMS） 14001 ~ 14009

环境审核（EA） 14010 ~ 14019

环境标志（EL） 14020 ~ 14029

环境行为评价（EPE） 14030 ~ 14039

生命周期评估（LCA） 14040 ~ 14049

术语和定义（T&D） 14050 ~ 14059

产品标准中的环境指标：14060

ISO 14000 系列标准的特点是：注重体系的完整性，是一套科学的环境管理软件；强调对法律法规的符合性，但对环境行为不作具体规定；要求对组织的活动进行全过程控制；广泛适用于各类组织；与 ISO 9000 标准有很强的兼容性。

二、标准的制定和实施

制定标准是标准化的重要环节。实践证明，标准制定得越好，实施标准以后所获得的社会和经济效益就越大，反之就会使标准化效果大打折扣。因此，对于标准的制定工作一定要按照科学的原则、方法和程序谨慎进行，只有这样，才能制定出高水平和高质量的标准。

1. 制定标准的原则

标准制定的原则是保证标准的适用性；保持标准的先进性；注意标准的统一性和协调性；注意标准的经济性和社会效益；结合我国国情积极采用国际标准和国外先进标准。

在确定标准项目时首先要注意标准的适用范围，既不要让标准所涵盖的领域过宽，使编制的标准没有实际技术内容；也不要让标准所涵盖的领域过窄，造成对标准的肢解，无谓地增加标准项目。

制定标准时首先要注意标准所涉及的技术内容是否满足既定的需求，编写标准草案时要在充分调查研究的基础上，认真分析国内外同类技术标准的技术水平，在预期可达到的条件下，积极地把先进技术纳入标准，提高产品技术水平。

编制过程中要注意符合法律法规的规定以及与相关标准的协调，避免与法律法规、相关标准之间出现矛盾，给标准的实施造成困难。

制定标准时要以满足实际需要出发，不要一味地追求高性能、高指标，避免造成经济浪费。要结合我国国情积极采用国际标准和国外先进标准，加快和国际接轨的步伐，提高产品的竞争能力。

2. 标准制定的程序

国家标准的制定有一套正常程序，每一个过程都要按部就班地完成。同时为适应经济的快速发展，缩短制定周期，除正常的制定程序外，还可采用快速程序。

（1）制定国家标准的正常程序

我国依据ISO/IEC导则第一部分：技术工作程序（1995年版）颁发了国家标准GB/T 16733—1997《国家标准制定程序的阶段划分及代码》，该标准将国家标准的制定程序划分为九个阶段：

1）预阶段。该阶段的主要任务就是在充分研究和论证的基础上，提出新工作项目建议。

2）立项阶段。对新工作项目建议的必要性和可行性进行充分论证、审查和协调的基础上，提出新工作项目。

3）起草阶段。标准起草阶段是制定标准的关键阶段，该阶段的主要工作内容是：编制标准征求意见稿、编制说明和有关附件。

4）征求意见阶段。向标委会委员和有关单位发送标准征求意见稿，通过各种方式广泛征求意见。标准起草工作组根据收集到的反馈意见对征求意见稿进行修改，并在此基础上编制标准送审稿、回函意见处理汇总表。

5）审查阶段。标准化技术委员会以会审或函审的形式对标准送审稿进行审查、表决，一般同意票数在全体委员的三分之二以上方可通过。通过的送审稿根据审查意见进行修改并编制报批稿。对于难度较大和争议较多的标准送审稿一般采用会议审查方式。

6）批准阶段。对标准报批稿进行审查、批准和编号，并提供标准出版稿。

7）出版阶段。由出版社印刷出版正式标准。

8）复审阶段。按规定定期对标准进行复审。

9）废止阶段。根据复审结果，通过一定形式宣布某标准废止。

（2）制定国家标准的快速程序

国家技术监督局于1998年发布了《采用快速程序制定国家标准的管理规定》。快速程序是在正常标准制定程序的基础上省略起草阶段或省略起草阶段和征求意见阶段的简化程序。凡符合下列之一的项目，均可申请采用快速程序：

1）对等同采用、等效采用国际标准或国外先进标准的标准制定、修订项目，可直接由立项阶段进入征求意见阶段，省略起草阶段。

2）对现有国家标准的修订项目或中国其他各级标准的转化项目，可直接由立项阶段进入审查阶段，省略起草阶段和征求意见阶段。

3. 标准的编写

众所周知，如果经过了严格的“程序”，并且使用正确的“方法”制定出来一项标准，但最终的标准文本不理想，也不能达到预期的标准化目的。只有通过一个良好的文本反映出所要标准化的内容，才能使标准真正起到应有的作用。GB/T 1.1—2000《标准化工作导则 第1部分：标准的结构和编写规则》给出了如何规划标准的结构和编写的规则。也就是说，只有按照 GB/T 1.1 编写标准才能合理地安排标准的结构，并且编写出高质量的标准，从而使所要规范的内容得到合理的表达。因此，在编写标准时一定严格按照 GB/T 1.1—2000 的要求进行编写。

4. 标准的实施和监督

标准的实施及其监督在企业标准化工作中占有重要地位和作用，是一项基本工作任务。

（1）标准的实施

标准的实施是指在企业生产技术、经营管理的实践中，为实现标准规定的内容进行的全部活动，是把科学技术和实施经验的综合成果转化为生产力的过程。标准只有在实践中实施后才能体现其作用的效果。

1）标准的实施原则。标准实施原则包括：强制性国家标准、行业标准，企业必须执行；推荐性国家标准、行业标准，企业一经采用必须执行；企业标准在企业内部必须执行。企业有关经济技术合同、协议中承诺采用的其他标准如国际标准、国外先进标准以及其他的企业（公司）标准，均应转化为企业标准贯彻实施。

2）标准的实施程序。标准实施是一项细致、复杂、涉及面广的工作，必须有组织、有计划地按照一定程序进行，才能达到预期的效果。对于简单、不涉及物质准备的标准，其实施程序可适当简化。

（2）标准实施的监督检查

对标准实施进行监督检查是指对标准实施情况与结果进行监督、检查和处理的活动。标准实施的监督检查对推动标准正确、持久实施和企业建立内部监督、自我约束的机制起着重要作用。标准实施的监督检查包括政府监督、行业监督、社会监督和企业自我监督。GB/T 15496—2003 规定了企业自我监督检查的要求。

1）监督检查的范围和对象

凡是企业已通知实施的标准均属于监督检查的范围。标准实施及其监督是一项严肃认真的工作。凡是企业要实施和废止的标准，都要以书面通知形式，按一定的程序通知到有关职能部门和生产部门，并以此为依据进行监督检查，其范围包括在企业实施的国家标准、行业标准、地方标准和企业标准，也包括国家、行业和地方法规以及企业标准化管理规章或标准等。

2）监督检查的组织

监督检查是企业标准化管理的一项重要职能，应按企业标准化工作的管理标准规定，分部门按分管范围进行。

标准实施的监督是企业建立内部监督实现自我约束的管理手段。企业在产品开发、设计、制造、营销和技术引进等工作中，通过对标准实施的监督，通过质量认证、产品认证等工作形成有效的自我约束的机制，以推动企业产品质量和经营管理水平的提高。

第三节　化验室认证与认可

学习目标

1. 了解化验室认证和认可的含义。
2. 掌握化验室认可的内容和方法。
3. 了解化验室评审评定的内容和方法。

一、化验室认证与认可的含义

1. 认证和认证制度

化验室认证是由第三方确认某一产品、工艺或服务符合规定的要求，并做出书面承诺的程序。认证是化验室等级水平的一种说明，能够对化验室的内涵建设和水平上台阶起到有力的推动作用。认证活动的主体是独立于供方和顾客的第三方，它可以是民间的、私有的、官方的。认证机构以公正的身份依靠自身服务质量来树立自身的威信以此吸引顾客。认证活动的对象是产品或体系，目的是证明某产品或体系符合特定标准规定的要求。目前企业内部化验室认证主要分为两种，一种是资质认证，它类似于产品（服务）认证，主要是保证对第三方提供数据的真实有效性，如计量认证。企业经过计量认证后，即成为为社会提供公证数据的产品质量检验机构（第三方实验室），但目前我国计量认证一般不针对企业内部化验室。我国目前的化验室认证主要是指化验室的认可。

2. 认可和认可制度

认可是由某一权威机构（CCIBLAC）对某一机构或人员有能力完成特定任务做出正式承认的程序。化验室认可是化验室认证的一种形式，也是目前我国企业内部化验室最普遍的一种认证形式。化验室认可是化验室发展的必经之路，是化验室走向社会、走向世界的必要途径，是国家对化验室宏观管理发展升级的有效措施。一个化验室通过实验室国家认可，而后出具的检测报告和实验数据就可以被国内国际上普遍承认，能够达到一次检测、全球通认的效果。所以，目前企业都把化验室的认可工作看做是企业升级和化验室升级的良好载体而加以重视。

3. 认证和认可的基本管理材料

无论是化验室认证还是认可，都要做好管理的基础工作，都要出示一定的基本材料供认证认可机构评审。

一般要求的基本材料有：设备操作规程、化验室设备台账、设备鉴定书、设备使用和维修记录、试验操作规程、检验项目原始记录、化验室管理制度、样品管理制度、化验室人员资格及岗位职责等管理材料。基于以上管理基本材料的要求，化验室管理工作必须在日常工作中从实处抓起、从细处做起，依据认证和认可要求扎扎实实地开展和推进化验室的日常管理工作的精细化和精致化。

4. 认证和认可机构

化验室认证机构分为两类，一类是资质认证，如计量认证，由省级质量技术监督局进行认证。计量认证只是中国的特色，国际上是不承认的；另一类是化验室认可，就是 ISO 17025 体系认证，由“中国实验室国家认可委员会（CNACL）”派出“中国合格评定委员会（CNAS）”进行评审认证。如果是国际上的化验室认可活动，则要经过“国际实验室认可合作组织（ILAC）”的评审认证。

5. 认证和认可的主要区别

（1）两者的主体不同

认证的主体是具备能力和资格的第三方，大多数国家认证机构之间存在竞争关系。认可的主体是权威机构或授权机构，一般为政府机构本身或政府指定代表政府的机构；认可机构具有唯一性，为保证认可结果的一致性和认可制度实施的国家权威性，认可机构不宜引入竞争机制。

（2）两者的对象不同

认证的对象是供方的产品、工艺或服务；认可的对象是实施认证、检验和检查的机构或人员。

（3）两者的目的不同

认证是符合性认证，认可是具备能力的证明。

二、化验室的认可

1. 化验室认可相关的基本概念

化验室认可是由权威机构对检测、校准化验室及其人员有能力进行特定类型的检测、校准做出正式承认的程序。所谓权威机构，是指具有法律或行政授权的职责和权力的政府或民间机构，这种承认意味着化验室有管理能力和技术能力从事特定领域的工作。它的相关概念如下：

（1）化验室认可的对象

任何愿意获得中国国家认可的从事校准和（或）检测工作的化验室都可以申请化验室认可。

（2）化验室认可的原则

化验室认可实行自愿申请认可的原则，满足化验室认可条件要求的化验室将获得国家实验室的认可。在能够承担法律责任能力的前提下，必须符合 CNAS 颁布的认可准则，遵守 CNAS 规范文件的有关规定并履行义务。

（3）化验室认可的目的

促进化验室提高管理水平、技术能力、服务质量和水平，增强竞争能力；向社会各界证明化验室的管理水平和技术能力能够满足更高一级用户的需要；得到国家的承认和备案，减少重复检验，促进国际贸易。

2. 化验室认可的意义

（1）表明化验室具备按国际认可准则开展检测和（或）校准服务的技术能力。

（2）增强化验室的市场竞争能力，赢得政府部门与社会的信任。

（3）获得了与 CNACL 签署互认协议国家与地区化验室认可机构的承认。

（4）参与国际间化验室认可双边、多边合作，促进工业技术和商贸的发展。

（5）可在认可业务范围内使用“中国实验室国家认可”标志。

（6）列入《国家认可实验室名录》，提高化验室的知名度。

（7）取得了占领检测和（或）校准市场的主动地位，获得更高的经济收益。

3. 化验室认可的基本条件

（1）具有明确的法律地位，具备承担法律责任的能力。

（2）必须达到《检验和校准实验室能力认可准则》的要求。

（3）按照《实验室认可管理办法》规定办理申报手续，并交足有关认可资料。

（4）准备齐全化验室认可的基础管理资料，其中包括化验室质量管理体系文件材料、有关硬件和原始管理记录材料。

（5）“中国实验室国家认可委员会（CNACL）”或派出机构“中国合格评定委员会”（CNAS）进行审查考核合格的基本材料。

4. 化验室认可的基本程序

（1）认可申请

申请认可的化验室以自愿申请的原则向 CNACL 机构提交《实验室认可申请书》，并提交相关资料。要求质量管理体系运行六个月以上，并在三个月内可以安排现场评审。

（2）现场评审

CNACL 机构对申请资料的完整性和规范性初审合格后，对现场评审正式立项，登记建立档案，选配评审员，并按照认可准则、规则和要求及有关技术标准对申请机构的技术能力和质量管理活动进行现场评审。

（3）批准认可

对于达到认可条件的化验室，由 CNACL 机构把相关材料及评审报告上报评定工作组，如无异议再报请国家质量技术监督局颁发批文或认可证书。

（4）监督和复评审

获得 CNACL 认可的化验室，在认可程序完成后必须接受 CNACL 的监督和复评审，以确保认可的有效性。监督评审分定期监督评审和不定期监督评审两种；复评审不合格者，CNACL 可以根据实际情况适时地对化验室认可资格提出变更或消除意见。

（5）能力验证

能力验证旨在检查化验室以及具体工作人员的实际工作能力和质量保证能力，以便对化验室的总体水平和能力做出评价。除了验证能力外，也对化验室的持续改进能力进行审核。能力验证是认可评审工作的重要内容，对化验室综合能力的提高具有重要的意义。

三、现场评审

1. 现场评审的方法

（1）按照《实验室资质认定评审准则》的要求，现场评审一般采取现场查看、提问、座谈、现场考核、查阅原始记录等方法进行。

（2）评审过程一般可以分为首次会议，主要明确现场评审的目的、范围、要求、程序、安排等事项；现场参观评审，主要对现场的测试/校准工作进行质量检查，对现场管理的质量记录进行查看，在现场进行必要的答辩；末次会议，通过现场参观评审化验室的实际能力做出鉴定和评价。

2．评审过程的控制要点

（1）化验室质量体系文件、内部审核和管理评审过程资料、质量记录。

（2）其他的控制要点如检测人员技术档案、内部质量控制和监督、新项目评审、质量培训活动、检测原始记录和检测报告、仪器设备档案和维护维修等方面的工作过程。

3．技术能力评审和评定

化验室认可过程中的技术能力评审和评定是关键和重要的认可环节，必须要慎重对待。技术能力评审的内容主要包括：检验人员技术内涵、设备和环境条件、检测和校准方法、设备和标准物质、量值追溯、抽样和样品处置、结果质量控制、结果报告八个方面。

认可评定经过评定委员会对有关信息的验证和鉴定，给认可机构给出四种评定结果：同意认可、部分认可、不予认可、补充证据（或信心再行评定）。

四、化验室资质认定评审准则

为了贯彻实施《实验室和检查机构资质认定管理办法》，根据《中华人民共和国计量法》《中华人民共和国标准化法》《中华人民共和国质量法》《中华人民共和国认证认可条例》等有关法律、法规的规定，结合我国化验室的实际情况、国内外化验室管理经验和我国化验室评审工作经验，国家认监委在 2006 年 7 月颁布了《实验室资质认定评审准则》，为我国化验室的资质认定工作提供了标准规范的评审依据，促进了化验室综合能力和水平的提高。

新颁布的《实验室资质认定评审准则》内容科学规范、程序清晰、内容翔实，对具体化验室建设的指导性和操作性强，是化验室建设和评审的依据。《实验室资质认定评审准则》内容包含总则、参考文件、术语和定语、管理要求、技术要求、要素及要点六个部分。全文共有 19 个要素，其中管理要求 11 个要素；技术要求 8 个要素；评审要点有 104 个，其中管理要求 51 个要点；技术要求 53 个要点。认证化验室的体系如果覆盖 19 个要素，并针对性掌握了 104 个评审要点，现场评审的基本要求就达到了。

思考练习题

一、填空题

1．化验室质量保证体系的文件形式具有____、____、____、____、____和____六个基本特征。

2．PDCA 工作方法中 P、D、C、A 分别指______、______、______、______。

3．产品质量的特征和特性，通常包括____、____、____、____、____、____和____几个方面。

4．质量管理体系文件通常包括______、______、______、______。

5．标准的分类，从世界范围基本可分为______、______、______、______、______五类。

6. 标准化的基本原理通常指______、______、______、______原理。

7. 标准体系具有六个特征，即____、____、____、____、____、____。

8. 国家标准代号，GB 和 GB/T，其含义分别为______、______。

9. 国际标准在______范围内统一使用。我国标准采用国际标准的程度，分为______采用和______采用。

10. 2000 版 ISO 9000 族系列标准包括______、______、______、______。

11. 化验室认可的基本程序包括______、______、______、______、______。

二、选择题

1. 一个完善的质量体系文件应具备以下特点（　　）。

①法规性　②唯一性　③适用性　④见证性

A. ①②　B. ②③　C. ①③④　D. ①②③④

2. 质量方针必须由（　　）签发。

A. 管理者代表　B. 总经理　C. 质量部门负责人　D. 董事长

3. 质量手册由（　　）。

A. 管理者代表批准由企业中层控制　B. 最高管理者直接批准和控制

C. 企业中层批准并控制　D. 企业中层批准由各质量小组控制

4. 下列为行业推荐性标准代号的是（　　）。

A. SH　B. HG　C. SY　D. JB/T

5. 企业产品标准应在发布后（　　）日内向政府备案。

A. 15　B. 20　C. 30　D. 45

6. 从下列标准中选出必须制定为强制性标准的是（　　）。

A. 国家标准　B. 分析方法标准　C. 工程建设的质量　D. 产品等级标准

7. 国际标准化组织的代号是（　　）。

A. SOS　B. IEC　C. ITU　D. ISO

8. 我国把标准物质分为两个级别：一级标准物质和二级标准物质，一级标准物质代号为（　　）。

A. GBW　B. GBW（E）　C. GB　D. GB/T

9. 实施 ISO 9000 族标准，通过（　　）使产品（服务）质量得到保证。

A. 改善服务态度　B. 对顾客的承诺

C. 改进产品的检测手段　D. 确保质量管理体系所需过程的质量

三、简答题

1. 化验室质量保证体系的作用是什么？

2. 化验室的质量控制的基本内容和基本要素分别是什么？

3. 工作质量与产品质量有哪些联系？

4. 质量体系文件的编写需遵循哪些原则？

5. 工作质量与产品质量有哪些联系？

6. 化验室在企业生产中有哪些职能？

7. 如何进行检验质量申诉处理和检验质量事故处理？

8. 标准化的主要作用有哪些？

9．采用国际标准和国外先进标准的方针是认真研究，积极采用，区别对待。主要遵循的原则是什么？

10．化工标准化有哪些特点？化工标准化的行业分类有哪些？

11．仔细阅读质量管理体系文件编写方法，你有何心得体会？

四、名词解释

质量、质量方针、质量管理、体系、质量控制、质量手册、标准、标准化

第五章 化验室安全与管理

第一节 化验室安全管理概述

学习目标

1. 了解化验室安全的含义。
2. 掌握化验室安全守则和影响化验室安全的因素。
3. 能发现化验室的不安全因素，会处理化验过程中发生的安全事故。

化验室的安全与管理是保证分析检验结果准确性和有效性的关键，更是保证化验人员安全的关键。化验室必须具备与检验任务相适应的工作环境，并在必要时配置环境监控设施，对可能影响检验工作的环境因素进行有效的监控。

一、化验室安全的含义

化验室安全是研究防止事故发生、发现和预防在分析检验过程中的不安全因素，为化验人员创造良好的安全条件所采取的各种相应措施的综合技术。

化验室安全一般指防火、防爆、防毒、防外伤、防环境污染及高压气瓶、电气的安全等方面。

化验室是一个复杂的系统，化验室工作人员在工作时接触各种各样的化学试剂、试样；在化验时，化学反应可能产生有毒性、易燃、易爆的各种各样气体、蒸汽、烟雾等物质；各种仪器设备、电气等在运行和使用过程中也可能存在意外危险性。因此，分析化验人员必须学习化验室的安全与管理，并掌握一定的防护急救技能。

化验室要防止烟尘、振动、噪声、放射线、电磁辐射等环境因素对分析检验工作的影响和干扰，化验室的位置应远离生产车间、锅炉房和交通要道等地方。生产控制的化验室，可设在生产车间附近，以方便取样和报送分析结果。化验室的建筑结构、面积、排水、温湿度等应满足检验工作的要求，配备必要的通风、照明和能源等各种辅助设施、服务性设施及通信设备。

二、化验室安全守则

为保证化验室工作安全、正常、有序、顺利进行，同时保护检验人员的安全和健康，防止环境污染，应遵守如下安全守则：

1. 必须认真学习分析检验操作规程，了解与检验有关的安全技术规程，操作中不得离开岗位，必须离开时要委托他人看管。

2. 了解仪器设备的性能及操作中可能发生事故的原因，掌握预防和处理事故的方法。如打开浓盐酸、浓硝酸、浓氨水试剂瓶塞时应带防护用具，在通风柜（橱）中进行；夏季打开易挥发溶剂瓶塞前，应先用冷水冷却，瓶口不要对着人；蒸馏易燃液体严禁用明火，蒸馏过程不得离人，以防温度过高或冷却水突然中断；玻璃管与胶管、胶塞等拆装时，应先用水浇湿，手上垫棉布，以免玻璃管折断扎伤。

3. 进行有危险性的操作时，应有人陪伴，陪伴者应能清楚地看到并观察操作的全过程。如危险物料的现场取样、易燃易爆物品的处理等。与化验无关的人员不应在化验室久留。

4. 在化验室工作时应穿工作服，长头发要扎起来，戴上工作帽。进行有危险性工作时要佩戴防护眼镜、防护手套、防护口罩、防护面具等防护用具。不能光脚或穿拖鞋直接进入化验室，不能穿实验服到食堂等公共场所。禁止在化验室内吸烟、进食、喝茶饮水。不能用化验器皿盛放食物，不能在化验室的冰箱中存放食物，离开化验室前用肥皂洗手。

5. 化验室内每瓶试剂必须贴有明显的与内容相符的标签，严禁不更新标签而装入别种试剂。

6. 每日工作完毕，对水、电、气、窗进行安全检查后再锁门。

三、影响化验室安全的因素

影响化验室安全的因素是客观存在的，由于操作者在化验过程中的误操作、粗心也可能造成偶然的事故发生。

1. 着火、爆炸危险性

化验室发生燃烧的危险带有普遍性，由于化验室中经常使用磷、硫、镁、乙醚、乙醛等低温着火性物质，受热或与氧化性物质混合，即会着火。

强氧化性物质如高氯盐酸、无机氧化物、有机过氧化物等是易爆物品，当加热或撞击时发生爆炸，故要远离烟火和热源；检验中使用的高压气体钢瓶、低温液化气体、减压蒸馏与干馏等设备，遇上明火或撞击，发生火灾和爆炸。

2. 中毒危险性

大多数化学药品是有毒物质，违规使用或使用不慎可能会引起中毒事故。另外，分析检验过程中产生的有毒物质，特别是产生的有毒气体容易导致化验人员中毒，尤其试剂用量较大并毒性较大的物质。

3. 触电危险性

电气设备如加热用的电炉、灼烧用的高温炉、测试用的各类仪器设备等在分析检验工作中经常使用，若操作不慎或不认真执行操作规程，就会造成触电，甚至会由触电引发更大的事故。

4. 外伤危险性

化验室外伤主要包括割伤、烫伤和冻伤等。如切割玻璃管、连接玻璃仪器时，皮肤与手指等部位被玻璃器皿割伤；加热溶液、蒸馏、用电炉溶解样品等加热操作时易发生烫伤；有时操作者疏忽大意或思想不集中，接触用于某种分析检验的冷冻剂时容易发生冻伤。

5. 放射线危险性

从事放射性物质分析及 X 光衍射分析的人员，由于常年进行着例行分析检验工作，如果不注意或不重视射线的防护，就很有可能受到放射性物质及 X 射线的伤害。

为避免危险事故的发生，要牢记安全第一的方针，化验人员必须掌握丰富的安全知识，时刻按操作规程及规章制度去做。妥善采取预防措施，可以减免事故发生的频率，甚至完全杜绝事故的发生。

第二节　化验室防火

学习目标

1. 了解物质着火的条件，了解燃烧、爆炸的概念。
2. 掌握常用灭火器的使用方法，掌握化验室的防火和灭火方法。
3. 能根据着火类型选择合适的灭火材料和灭火方法灭火。

物质着火的三个条件是物质本身具有可燃性、有氧气存在和已达到或高于该物质的着火温度（着火点）。若此时遇到明火或加热，该物质就会燃烧。

一、化验室的燃烧和爆炸

1. 燃烧、爆炸

燃烧主要是针对易燃液体和易燃固体而言。固体的燃烧危险度一般以燃点高低来区分。一级易燃固体如红磷、硝化纤维、二硝基化合物等；二级易燃固体如硫黄、镁粉、萘、樟脑等。可燃性物质在没有明火作用的情况下就能发生燃烧的现象叫自燃，发生自燃的最低温度叫自燃温度，如黄（白）磷为34～35℃，乙醚为170℃等。液体、固体在低温下能自燃，危险性更大。闪点是液体易燃性分级的标准，易燃和可燃性液体易燃性分级见表5—2—1。

表5—2—1　　**易燃和可燃性液体易燃性分级表**

类　别	级　别	闪点（℃）	举　例
易燃液体	一级	低于28	汽油、苯、酒精
	二级	28～45	煤油、松香油
可燃液体	三级	45～120	柴油、硝基苯
	四级	高于120	润滑油、甘油

当燃烧在瞬间快速进行，同时放出大量的热和气体，体积急剧膨胀，产生强烈的震动（冲击），并发出巨大声响时就形成爆炸。有的先发生燃烧接着发生爆炸，有的先发生爆炸接着延续燃烧，防止燃烧和爆炸是正确使用易燃易爆危险品的关键。可燃气体或可燃液体的蒸气在空气中刚达到足以使火焰蔓延的最低浓度（v%）称为爆炸下限，同样，刚达到足以使火焰蔓延的最高浓度（v%）称为爆炸上限。可燃气体或可燃液体的蒸汽在空气中的浓度（v%）处于爆炸下限与爆炸上限之间时，遇到火源就会发生爆炸，这个浓度范围称为爆炸极限。浓度低于爆炸下限，遇到火源既不会爆炸，也不会燃烧；高于爆炸上限，遇到火源虽不会爆炸，但能燃烧。

2. 易燃、易爆物质

（1）爆炸品

爆炸品包括纯粹的火药、炸药和易分解爆炸性物质，此类物质常因烟火、加热或撞击等作用而引起爆炸。如硝酸酯、硝基化合物、有机叠氮化物、臭氧化物、高氯酸盐、氯酸盐等。

（2）压缩气体和液化气体

当气体在空气中达到一定浓度，遇明火即会燃烧或爆炸。如正丁烷、氢气、乙炔、甲烷、丙烯、乙烯、环丙烷等。

（3）易燃液体

此类物质着火点和燃点很低，极易着火。如二硫化碳、乙醛、戊烷、乙醚、石油醚、汽油、戊烯、邻二甲苯、甲醇、乙醇、二甲醚、丙酮、吡啶、氯苯、甲酸酯类、乙酸酯类等。

（4）易燃固体

此类物质受热或与氧化性物质混合即会着火，使用时要远离热源、火源及氧化性物质。如黄磷、红磷（P）、硫化磷（P_4S_3、P_2S_5、P_4S_7）、硫黄（S）、金属粉（Mg、Al）等。

（5）自燃物品

这类物质一接触空气就会着火。如有机金属化合物 RnM（R = 烷基或烯丙基，M = Li、Na、K、Rb、Se、B、Al、Ga、P、As、Sb、Bi、Ag、Zn）及还原性金属催化剂，如铂（Pt）、钯（Pd）、镍（Ni）等。

（6）遇湿易燃物质

这类物质与水作用，放出氢气或其他易燃气体而引起着火或爆炸。如金属钾（K）、金属钠（Na）、碳化钙（CaC_2）、磷化钙（Ca_3P_2）、氢化锂铝（$LiAlH_4$）等。

（7）强氧化剂和有机过氧化物

此类物质因加热或受到撞击会发生爆炸。强氧化剂包括氯酸钠（$NaClO_3$）、氯酸钾（$KClO_3$）、氯酸铵（NH_4ClO_3）、氯酸银（$AgClO_3$）、高氯酸铵（NH_4ClO_4）、高氯酸钾（$KClO_4$）、过氧化钠（Na_2O_2）等。有机过氧化物包括烷基氢过氧化物（R—O—O—H）、二烷基过氧化物（R—O—O—R′）、酯的过氧化物（R—CO—O—O—R′）等。

二、化验室的防火、灭火

1. 化验室的防火

（1）化验室内应备有灭火消防器材、急救箱和个人防护器材。化验人员进入化验室首先应熟悉化验室布局、出口、消防器材的位置，学会使用消防器材。对于有危险的化验，应事先做好防护措施以及事故发生后的处理办法。

（2）可燃物要正确保管和使用，使用时要远离热源，如磷、硫黄、金属粉、钾、钠等易燃固体按正确的方法保存，切记不要存放易燃液体。加热易燃液体必须在水浴上或密封电热板上进行，严禁用火焰或电炉直接加热。灼烧的物品不能直接放在木制的试验台上，应放置在石棉板上。易燃液体的废液应设置专用储器收集，不得倒入下水道，以免引起燃爆事故。

（3）管道气用肥皂水来检查漏气情况，禁止用火焰检查可燃气体泄漏的地方。加热含有高氯酸或高氯酸盐的溶液时，防止蒸干或引进有机物，以免发生爆炸。加热时不得擅离岗位，若确需离开必须熄灭火源。

（4）使用多台大功率电器时，不能放置在木制的台面上，要注意线路与电闸所能承受的功率，应将其分流安装在不同的电路上。

（5）可燃气体的高压气瓶，应安放在实验楼外专门建造的气瓶室内。易发生爆炸的操作不得对着人进行，必要时，操作人员应戴保护面罩或用防护挡板。禁止在化验室吸烟。

（6）严禁强氧化剂和过氧化物与有机物接触，将它们随意混合或放在一起极易引起爆炸起火。身上或手上沾有易燃物时，应立即清洗干净，不得靠近火源，以防着火。

（7）检验人员在工作中不要使用不知其成分的物质，如果必须进行性质不明的试验时，试料用量先从最小剂量开始，同时要采取安全措施。

2. 化验室灭火

化验室着火时化验人员不要慌乱，快速确定火源、火势，并选择合适的灭火器材进行扑救，同时注意自身的安全保护。

（1）防止火势扩展，首先切断电源，关闭煤气阀门，快速移走附近的可燃物。根据起火的原因及性质，采取妥当的措施扑灭火焰。

（2）小火用湿布、石棉布覆盖燃烧物即可灭火。火势较大要用各种灭火器灭火，灭火器要根据现场情况及起火原因正确选用。加热试样或化验过程中起火时，应立即用湿抹布或石棉布熄灭灯火并同时拔去电炉插头，关闭总电源。特别是易燃液体和固体（有机物）着火时，不能用水去浇，应用消防沙、泡沫灭火器或干粉灭火器来扑灭。精密仪器则应用四氯化碳灭火器灭火。常用的灭火器性能及用途见表5—2—2。

表5—2—2　　**常用灭火器的性能及用途**

灭火器种类	内装药剂	用　途	性　能	使用方法
泡沫灭火器	$NaHCO_3$、$Al_2(SO_4)_3$和发泡剂	扑灭固体或易燃液体着火	10 L喷射时间60 s，射程8 m；65 L喷射时间170 s，射程13.5 m（补充）	倒置稍加摇动，打开开关即可。一年检查一次，泡沫发生倍数低于4倍时应更换药剂，或1年半更换一次药剂
二氧化碳灭火器	压缩二氧化碳（液体）	扑灭贵重仪器、电气、油类及酸类火灾	射程达3 m，液态CO_2的沸点约为−70℃，注意防冻伤	喇叭筒对准火源，打开开关即可。每月检查一次CO_2量，量少充气
干粉灭火器	$NaHCO_3$粉，少量润滑剂，防潮剂，高压CO_2或N_2	扑灭石油、石油产品、油漆、有机溶剂、天然气设备火灾	8 kg射程5 m，喷射时间20 s；50 kg射程6～8 m，喷射时间约50 s	提起灭火器，拔掉保险销环，干粉即可喷出。防止受潮，一年检查一次
1211灭火器	液体CF_2ClBr及压缩N_2	扑救油类、电气设备、化工化纤原料等初期火灾	1 kg射程2～3 m，喷射时间6～8 s	拔出铅封和横销，用力压压把即可。一年检查一次1211量
四氯化碳灭火器	四氯化碳灭火剂和压缩空气	扑灭电气设备及其附近所发生的火灾，不能用于扑救钾、钠、镁、铝、乙炔、二硫化碳等物质的着火	最低储量为1 L，最高储量为10 L，喷到燃烧物表面后，遇热迅速汽化，形成很重的蒸汽，包围住燃烧物，使之与空气隔绝	使用时只要旋开旋扭，四氯化碳就从喷嘴喷出

（3）对活泼金属钠、钾、镁、铝等引起的火灾，应用干燥的细沙覆盖灭火。严禁用水、酸碱式灭火器、泡沫式灭火器和二氧化碳灭火器。

（4）衣服着火时应立即以毯子之类的覆盖物蒙盖在着火者身上，以隔绝空气熄灭烧着的衣服，用水浸湿后覆盖效果更好，不能慌张跑动，用灭火器扑救时，注意不要对着脸部。

（5）电线着火时须立即关闭总电源，切断电流，再用四氯化碳灭火器熄灭已燃烧的电线，不准用水或泡沫灭火器熄灭燃烧的电线。

（6）在现场抢救烧伤患者时，应特别注意保护烧伤部位，不要碰破皮肤，以防感染。大面积烧伤患者送往医院治疗。

化验室的灭火器要经常维护，定期检查并按时更换药液。临使用前必须检查喷嘴是否畅通，如有阻塞，应用铁丝疏通后再使用，以免造成爆炸。使用后应彻底清洗，并及时更换已损坏的零件。灭火器应安放在固定、明显的地方，不得随意挪动。

第三节　化验室防毒和防外伤

学习目标

1. 了解化验室的有毒物质及危害级别，了解化验室外伤的产生原因。
2. 掌握毒物中毒的预防和急救方法，掌握外伤的预防与救治方法。
3. 能进行化验室一般伤害的预防和简单的救治，能进行人工呼吸。

一、化验室的中毒

1. 化验室的有毒物质

化验室中毒是指某些侵入分析检验人员身体的少量物质引起的局部刺激或整个身体功能障碍的所有疾病的总称。把能够引起中毒的物质称为有毒物质。根据毒物的半致死剂量或半致死浓度（LD_{50}）、急性与慢性中毒的状况与后果、致癌性、工作场所最高允许浓度等指标，将我国常见的56种有毒物质的危害程度分为极度危害、高度危害、中度危害、轻度危害四级，表5—3—1列出有毒物质危害程度级别。

表5—3—1　　有毒物质危害程度级别

危害级别	名　称
Ⅰ级（极度危害）	汞及其化合物、苯、砷及其无机化合物（非致癌的除外）、氯乙烯（单体）、铬酸盐及重铬酸盐、黄磷、铍及其化合物、对硫磷、羰基镍、八氟异丁烯、氯甲醚、锰及其无机化合物、氰化物
Ⅱ级（高度危害）	三硝基甲苯、铅及其化合物、二硫化碳、氯气、丙烯腈、四氯化碳、硫化氢、甲醛、苯胺、氟化氢、五氯酚及其钠盐、镉及其化合物、敌百虫、钒及其化合物、溴甲烷、硫酸二甲酯、金属镍、甲苯二异氰酸酯、环氧氯丙烷、砷化氢、敌敌畏、光气、氯丁二烯、一氧化碳、硝基苯
Ⅲ级（中度危害）	苯乙烯、甲醇、硝酸、硫酸、盐酸、甲苯、三甲苯、三氯乙烯、二甲基甲酰胺、六氟丙烯、苯酚、氮氧化物
Ⅳ级（轻度危害）	溶剂汽油、丙酮、氢氧化钠、四氟乙烯、氨

2. 中毒的症状和急救方法

根据有毒物质侵入的途径，中毒分为呼吸中毒、接触中毒和摄入中毒三种。呼吸中毒是毒物经呼吸道吸入后产生中毒，经呼吸道吸入的有毒物质多半是有毒的气体、烟雾或粉尘。接触中毒是当有毒物质接触到皮肤时，便穿透表皮而被吸收引起中毒，经皮肤吸收的有毒物质大多是脂溶性毒物如苯及衍生物、有机磷农药等。摄入中毒是有毒物质经口服后引起中毒，这是中毒最常见的一种形式。

化验人员必须了解毒物的性质、进入机体途径、中毒症状及急救措施，减少化学毒物引起的中毒事故。一旦发生中毒事故时，应能及时采取正确的自救措施，尽量在毒物被身体吸收之前实施抢救，使毒物对人体的损害程度降到最低。

有毒物质侵入途径、中毒症状和急救方法具体见表5—3—2。

表5—3—2　有毒物质侵入途径、中毒症状和急救方法

侵入途径	中毒症状	急救方法
氰化物或氢氰酸：呼吸道、皮肤	轻者刺激黏膜、喉头痉挛、瞳孔放大，重者呼吸不规则、逐渐昏迷、血压下降、口腔出血	立即移出毒区，脱去衣服，进行人工呼吸。可吸入含5%二氧化碳的氧气。立即送医院
氢氟酸或氟化物：呼吸道、皮肤	接触氢氟酸气可出现皮肤发痒、疼痛、湿疹和各种皮炎。主要作用于骨骼。深入皮下组织及血管时可引起化脓性溃疡。吸入氢氟酸气后，气管黏膜受刺激可引起支气管炎症	皮肤被灼伤时，先用水冲洗，再用5%苏打水液洗，最后用甘油—氧化镁（2∶1）糊剂涂敷，或用冰冷的硫酸镁饱和液浸洗，也可涂可的松油膏
硝酸、盐酸、硫酸及氮的氧化物：呼吸道、皮肤	三种酸对皮肤和黏膜都有刺激和腐蚀作用，能引起牙齿酸蚀病，一定数量的酸落到皮肤上即产生烧伤，且有强烈的疼痛感。当吸入氧化氮时，强烈发作后可以有2～12 h的暂时好转，随后更加恶化，虚弱者咳嗽更加严重	吸入新鲜空气。皮肤灼烧时立即用大量的水冲洗。如有水疱出现，可涂红汞或紫药水。眼、鼻、咽喉受蒸气刺激时，也可用温水或2%苏打水冲洗和含漱
砷及砷化物：呼吸道、消化道、皮肤、黏膜	急性中毒有胃肠型和神经型两种症状。大剂量中毒时，30～60 min即觉口内有金属味，口、咽和食道内有灼烧感、恶心呕吐、剧烈腹痛。呕吐物初呈米汤样，后带血。皮肤苍白、面绀，血压降低，脉弱而快，体温下降，最后死于心力衰竭。吸入大量砷化物蒸气时，产生头痛、痉挛、意识丧失、昏迷、呼吸和血管运动中枢麻痹等神经症状	吸入砷化物蒸气的中毒者必须立即离开现场，使吸入含5%二氧化碳的氧气或新鲜空气。鼻咽部损害用1%可卡因涂局部，含碘片或用1%～2%苏打水含漱或灌洗。皮肤受损害时涂氧化锌或硼酸软膏，有浅表溃疡者应定期换药，防止化脓。专用解毒药（100份相对密度为1.43的硫酸铁溶液，加入300份冷水，再用20份烧过的氧化镁和300份冷水制成的溶液稀释）用汤匙每5 min灌一次，自始至停止呕吐
汞及汞盐：呼吸道、消化道、皮肤	急性：严重口腔炎、口有金属味、恶心呕吐、腹痛、腹泻、大便血水样，患者常有虚脱、惊厥。尿中有蛋白和血红细胞，严重时尿少或无尿，最后因尿毒症死亡 慢性：损害消化系统和神经系统。口有金属味，齿龈及口唇处有硫化汞的黑色淋巴腺及唾液腺肿大等症状。神经症状有嗜睡、头疼、记忆力减退、手指和舌头出现轻微震颤等	急性中毒早期用饱和碳酸氢钠液洗胃或立即饮浓茶、牛奶，吃生蛋白和蓖麻油。立即送医院救治

续表

侵入途径	中毒症状	急救方法
铅及铅化物：呼吸道、消化道	急性：口内有甜金属味、口腔炎、食道及腹腔疼痛、呕吐、流黏血、便秘等 慢性：贫血、肢体麻痹瘫痪及各种精神症状	急性中毒时用硫酸钠或硫酸镁灌肠。送医院治疗
三氯甲烷：呼吸道	长期接触可发生消化障碍、精神不安和失眠等症状	让重症中毒患者呼吸新鲜空气，并向其面部喷冷水，按摩四肢，进行人工呼吸，包裹身体，使保暖并送医院救治
苯及其同系物：呼吸道、皮肤	急性：沉醉状、惊悸、面色苍白，继而赤红、头晕、头痛、呕吐 慢性：以造血器官与神经系统的损害为最显著	给急性中毒患者进行人工呼吸，同时输氧，送医院救治
四氯化碳：呼吸道、皮肤	皮肤接触：因脱脂而干燥皲裂 吸入：黏膜刺激，中枢神经系统抑制和胃肠道刺激症状 慢性：神经衰弱症候群，损坏肝、肾	2%碳酸氢钠或1%硼酸溶液冲洗皮肤 脱离中毒现场，人工呼吸，吸氧
铬酸、重铬酸钾等铬（Ⅵ）化合物：消化道、皮肤	对黏膜有剧烈的刺激，产生炎症和溃疡，可能致癌	用5%硫代硫酸钠溶液清洗皮肤接触处
甲醇：呼吸道、消化道	吸入急性中毒：神经衰弱症，视力模糊，酸中毒症状 慢性：神经衰弱症状，视力减弱，眼球疼痛 吞服：15 mL可导致失明，70～100 mL致死	皮肤污染用清水冲洗。溅入眼内的，立即用2%碳酸氢钠液冲洗。误服，立即用3%碳酸氢钠溶液洗胃后，由医生处置
芳香胺、芳香族硝基化合物：呼吸道、皮肤	急性中毒致高铁血红蛋白症、溶血性贫血及肝脏损伤	用温肥皂水（忌用热水）洗，苯胺中毒可用5%乙酸或70%乙醇清洗
氮氧化物：呼吸道	急性中毒：口腔咽喉黏膜、眼结膜充血，头晕，支气管炎，肺炎，肺水肿 慢性中毒：呼吸道病变	移至空气新鲜处，必要时吸氧
二氧化硫、三氧化硫：呼吸道	对上呼吸道及眼结膜有刺激作用，结膜炎、支气管炎、胸痛、胸闷	移至空气新鲜处，必要时吸氧，用2%碳酸氢钠洗眼
硫化氢：呼吸道	眼结膜、呼吸及中枢神经系统损害。急性中毒时头晕、头痛直至抽搐昏迷	移至空气新鲜处，必要时吸氧，生理盐水清洗眼部
石油烃类（饱和烃和不饱和烃）：呼吸道、皮肤	高浓度吸入后，出现头痛、头晕、心悸、神志不清等症状；皮肤接触汽油后，变得干燥、皲裂	脱离现场至新鲜空气处，输氧；皮肤接触的用温水洗

续表

侵入途径	中毒症状	急救方法
一氧化碳和煤气：呼吸道	轻度中毒时头晕、恶心、全身无力，重度中毒时立即陷入昏迷、呼吸停止而死亡	移至新鲜空气处，注意保温，人工呼吸、输氧，送至医院治疗
氯气：呼吸道、皮肤	吸入后立即引起咳嗽、气急、胸闷、鼻塞、流泪等黏膜刺激症状，严重时可导致支气管炎、肺炎及中毒性肺水肿，心力逐渐衰竭而死亡	立即离开现场，重者应保温、输氧，送至医院；眼受刺激时可用2%碳酸氢钠溶液冲洗

3. 中毒的预防

（1）化验室分析检验人员要熟知本岗位的检验项目和所用化学药品的性质，所用的化学药品必须有标签，剧毒药品要有明显的标志，有毒的废液残渣不得乱丢乱放，必须进行妥善处理。

（2）在使用有毒物质时应指定专人收发保管，使用时有人监督；取用时必须穿防护服、戴防护眼镜、防护手套、防毒面具或防毒口罩、长胶鞋等。

（3）严防有毒物质从口、呼吸道、皮肤特别是伤口侵入人体；制取、使用有毒气体或蒸气必须在通风橱中进行，多余的有毒气体应先化学吸收后再排空。

（4）绝对不能进行危险操作，尽量使用最小剂量完成实验。严禁在化验室内饮食，尽量避免手与有毒物质直接接触，实验结束后，必须用肥皂充分洗手。

化验过程中如出现头晕、四肢无力、呼吸困难、恶心等症状，说明可能中毒，应立即离开化验室，到户外呼吸新鲜空气，严重的送往医院救治。

二、化验室的外伤

1. 化学灼伤的救治方法

化学灼伤是由于分析化验人员的皮肤触及腐蚀性化学药品所致。首先使伤员脱离现场，送到空气新鲜和流通处，迅速脱除被污染的衣着及佩戴的防护用品等。小面积化学灼伤创面经冲洗后，可根据灼伤部位及灼伤深度采取包扎疗法或暴露疗法。中、大面积化学灼伤，经现场抢救处理后应送往医院处理。

常见化学灼伤的救治方法见表5—3—3。

表5—3—3　　常见化学灼伤的救治方法

化学药品	救治方法
碱类：氢氧化钠（钾）、氨、氧化钙、碳酸钾	立即用大量水冲洗，然后用2%乙酸溶液冲洗，或撒敷硼酸粉，或用2%硼酸水溶液洗。如为氧化钙灼伤，可用植物油涂敷伤处
碱金属、氰化物、氢氰酸	先用高锰酸钾溶液冲洗，再用硫化铵溶液冲洗
溴	用1体积25%氨水+1体积松节油+10体积95%乙醇的混合液冲洗
氢氟酸	先用大量冷水冲洗直至伤口表面发红，然后用5%碳酸氢钠溶液洗，再以甘油与氧化镁（2:1）悬浮液涂抹，再用消毒纱布包扎，或用冰镇乙醇溶液浸泡
铬酸	先用大量水冲洗，再用硫化铵稀溶液漂洗

续表

化学药品	救治方法
黄磷	立即用1%硫酸铜溶液洗净残余的磷，再用0.01%高锰酸钾溶液湿敷，外涂保护剂，用绷带包扎
苯酚	先用大量水冲洗，然后用4:1的70%乙醇—氯化铁（1 mol/L）混合溶液洗
硝酸银	先用水冲洗，再用5%碳酸氢钠溶液漂洗，涂油膏及磺胺粉
酸类：盐酸、硫酸、硝酸、甲酸、乙酸、草酸、苦味酸	先用大量水冲洗，然后用5%碳酸氢钠溶液冲洗
硫酸二甲酯	不能涂油和包扎的灼伤处暴露外面任其挥发
三氯化砷	用大量水冲洗，再用2.5%氯化铵溶液湿敷，然后涂上2%二巯基丙醇软膏
焦油、沥青（热烫伤）	以棉花蘸乙醚或二甲苯，消除粘在皮肤上的焦油或沥青，然后涂上羊毛脂

眼睛一旦被化学药品灼伤时，应立即用流水缓慢冲洗。如果是碱灼伤，再用4%硼酸或2%柠檬酸溶液冲洗；如果是酸灼伤，可用2%碳酸氢钠溶液冲洗，然后送至医院进行诊治。

2. 烧伤的救治方法

人体受到一定强度的热力的作用，超过肌体组织的耐受能力而引起局部组织发生病变称为热力烧伤。烧伤包括烫伤及火伤。

按烧伤轻重程度可分为一度烧伤、二度烧伤和三度烧伤。一度烧伤只损伤表皮，皮肤发红、灼痛、无水疱；二度烧伤皮肤苍白带灰色，真皮坏死、起水疱、水肿疼痛；三度烧伤皮肤全层或其深部组织一并烧伤，凝固性坏死，颜色灰白，失去弹性，痛觉消失，表面干燥。

烧伤救治的目的在于减轻疼痛的感觉和保护皮肤的受伤表面不受感染。迅速将伤者救离现场，扑灭身上的火焰，再用自来水冲洗掉烧坏的衣服，并慢慢地用剪刀剪除或脱去没有被烧坏的部分，注意避免碰伤烧伤面，对于轻度烧伤的伤口可用水洗除污物，再用生理盐水冲洗，并涂上烫伤油膏（不要挑破水疱），必要时用消毒纱布轻轻包扎予以保护，对于面积较大的烧伤要尽快送至医院治疗。

3. 冻伤的救治方法

冻伤是由于环境或物体温度过低而导致工作人员局部或全身组织的病变。化验室人员的冻伤多数是使用液化气体或深冷设备方法不当，由冷冻剂等造成的伤害。轻度冻伤会使皮肤发红，并有不舒服的感觉，但经过数小时后就会恢复正常。中等程度的冻伤会产生水泡，严重冻伤可致部分组织坏死，全身严重冻伤可导致死亡。处理冻伤常用的方法是将冻伤部位浸入40～42℃的温水中浸泡，或用温暖的衣物、毛毯等包裹，使冻伤伤处温度回升。如果没有温水或冻伤部位不便浸水，如耳朵等部位，可用体温促其温度上升。严重冻伤经上述处理仍得不到恢复，应送至医院治疗。

4. 创伤的救治方法

创伤主要是来自机械或玻璃仪器破损造成的伤害，常见的创伤有割伤、刺伤、撞伤、挫伤等。

利器割伤创伤如玻璃、金属等利器的割伤，若伤口内有玻璃碎片先取出，让血流片刻，再用消毒镊子或消毒纱布和硼酸水（或双氧水）洗净伤口，搽上碘酒、紫药水或贴上创可贴后包扎好。对于创伤较轻的毛细血管出血，伤口消毒后即可用止血粉外敷，最后用消毒纱布包扎处理。若伤口深，流血不止时，可在伤口上下 10 cm 处用纱布扎紧，减慢流血有助血凝，并立即就医。

创伤后，不论是毛细血管出血（渗出血液，出血少）、静脉出血（暗红色血，流出慢），还是动脉出血（喷射状出血，血多），都可以用压迫法止血，即直接压迫损伤部位进行止血。

5. 放射线伤害的预防与救治方法

放射性物质是指在自然状态下，能够自发发射 α 射线、β 射线、γ 射线或 X 射线的物质，含有铀、钍、钚或放射性同位素的药品，可能放出射线。射线被人体组织吸收后，对健康有危害作用。如果长期接触，轻者造成局部组织灼伤，重者可造成白血球下降、毛发脱落，发生严重的射线病，在实际工作中主要是以预防为主。

预防射线伤害尽量避免使用可能产生放射性的化学试剂，必须使用时要严格执行使用规章制度。防止放射性物质通过皮肤进入人体，工作中应穿工作服、戴橡胶手套，避免刺、割伤皮肤。凡身体有不能密封包扎的伤口者不宜操作，工作完毕应先洗涤暴露部位，用热水和肥皂洗手2～3 min。防止由呼吸道进入人体，操作人员必须使用专用工具在上风侧工作，并防止灰尘飞扬，避免污染扩大。防止放射性物品由消化道进入人体，杜绝受污染物品与口腔及食物接触。防止身体各部（特别是头部）受到射线照射，尤其是避免受到 X 射线的直接照射。因此，操作者要注意 X 光管窗口附近用铅皮（厚度大于1 mm）挡好，使 X 射线尽量限制在一个局部小范围内，不让它散射到整个房间。在操作时尽量缩短操作时间，操作者应戴上防护用具，所站的位置应避免射线直接照射，操作完用铅屏把人与 X 光机隔开，暂时不工作时应关好窗口。射线室内要保持高度的清洁，经常用吸尘器吸尘或用潮湿的拖布拖拭，室内还应保持良好的通风，以减少由于高电压和射线电离作用产生的有害气体对人体的影响。带放射性的废弃物应用专用容器储存并集中处理。

误吞放射性物质时应先采用洗胃或催吐措施，然后再口服相应的沉淀剂救治。对于 X 射线引起的伤害，目前无合适的治疗方法。

6. 人工呼吸方法

人工呼吸是对处于假死状态的分析检验人员施行人工操作，以抢救将要失去生命为目的的急救方法之一。

（1）口对口人工呼吸法

将患者仰卧着，若口中有异物或呕吐物，首先把它除去，使呼吸道畅通，救护者先将患者头向后仰，一只手捏闭患者的鼻子，也可以用手帕盖着患者的嘴和鼻，救护者用嘴紧贴患者的嘴大口吹气（约2 s），然后放松（约3 s），重复进行，每分钟 10～15 次，如图5—3—1 所示。

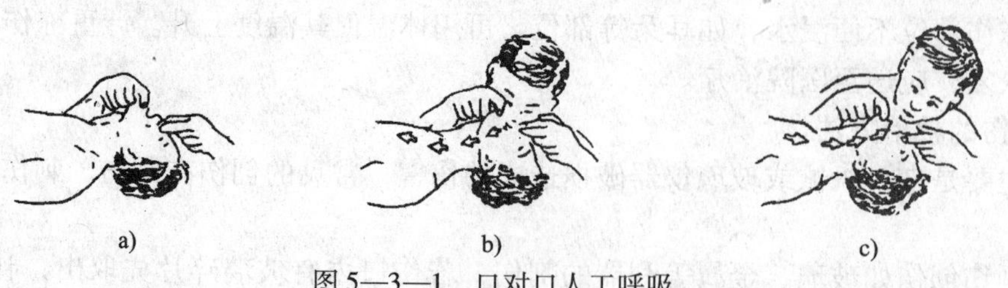

图5—3—1　口对口人工呼吸

a）头部后仰，捏鼻掰嘴　b）吹气　c）放松

（2）心脏按压法

当患者突然失去知觉，停止呼吸或呼吸急速，发生痉挛，以及摸不到脉搏，瞳孔散大，怀疑心脏停止搏动时，可采用心脏按压法进行抢救。方法要点是救护者跪在患者一侧，两手相叠，掌跟放在患者心窝稍高的地方，手肘不要弯曲，掌跟用力向下挤压 3 ~ 4 cm（儿童 1 ~ 2 cm），挤压后掌跟迅速放松，让患者胸部自动复原，放松时掌跟不必完全离开胸部，每 50 ~ 60 次/min。如图 5—3—2 所示。儿童患者可单手按压。

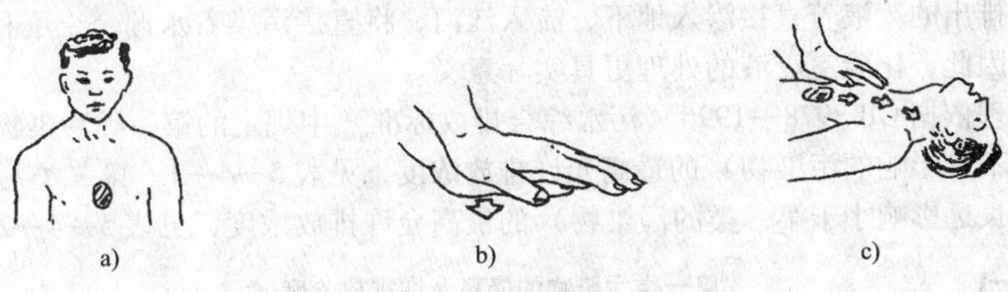

图 5—3—2　心脏按压法

a）正确压点　b）叠手姿势　c）向下按压

第四节　化验室废弃物管理

学习目标

1. 了解化验室废弃物的来源，了解化验室清洁卫生的重要性。
2. 掌握废气、废液、废渣的处理方法。
3. 能根据化验室废液成分选择合适的处理方法。

一、化验室废弃物的来源

化验室废弃物来源于分析检验过程中产生的废气、废水和废渣，即“三废”。化验人员在完成分析任务的同时要处理掉所用的化学试剂和产生的“三废”，化验项目不同，产生的“三废”中所含化学物质不同，数量也有明显的差别。从化验室排出的“三废”，尽管与工业“三废”相比在数量上是很少的，但种类多、组成变化大，集中处理难度较大。“三废”的处理依赖于化验室的分析检验人员，为了防止环境污染，保证检验人员及他人的健康，对排放的废弃物，检验人员应按照有关规章制度的要求，采取适当的处理措施，使其浓度达到国家环境保护规定的排放标准。

二、化验室“三废”处理

1. 废气处理

化验室废气包括一氧化碳、甲醇、氨、汞、酚、氧化氮、氯化氢、氟化物气体或蒸气等。分析检验时加热的酸、碱溶液，有机物硝化、分解等排出的废气量较少时可在通风柜中进行；原子吸收光谱分析仪的原子化器部分会产生金属的原子蒸气，必须用专用的排气罩把原子蒸气抽出室外。当化验室排放大量的高浓度的气体时，应按工业废气处理办法执行，在排放废气之前，必须先进行预处理，使废气的排放达到国家规定的排放标准。

化验室对废气的预处理常采用吸附法、吸收法、氧化法、分解法等，其中吸收法是最常用的方法。即根据被吸收气体组分的性质，选择合适的吸收剂（液）。如氯化氢气体可用氢氧化钠溶液吸收；二氧化硫、氧化氮等气体可用水吸收；氨可被水或酸吸收；氟化物、氰化物、溴、酚等均可被氢氧化钠溶液吸收；硝基苯可被乙醇吸收等。

2. 废液处理

化验室排出的废液若直接渗入地下，流入江河，将直接污染着水源、土壤和环境，危及人体健康，因此，化验室废液的处理更具实际意义。

废液处理依据 GB 8978—1996《污水综合排放标准》中规定的第一类污染物（对人体健康产生长远不良影响的污染物）的最高允许排放浓度，见表 5—4—1。第二类污染物（对人体健康产生长远影响小于第一类的污染物）的最高允许排放浓度，见表 5—4—2。

表 5—4—1　　第一类污染物的最高允许排放浓度

污染物	最高允许排放浓度/mg/L	污染物	最高允许排放浓度/mg/L
总汞	0.05（烧碱行列采用 0.005 mg/L）	总砷	0.5
烷基汞	不得检出	总铅	1.0
总镉	0.1	总镍	1.0
总铬	1.5	苯并［a］芘	0.000 03（试行标准，二级、三级）
六价铬	0.5		

表 5—4—2　　第二类污染物的最高允许排放浓度　　单位：mg/L

	一级标准		二级标准		三级标准
	新建、扩建、改建	现有	新建、扩建、改建	现有	
pH 值	6 ~ 9	6 ~ 9	6 ~ 9	6 ~ 9	6 ~ 9
色度（稀释倍数）	50	80	80	100	—
悬浮物	70	100	200	250	400
BOD（生化需氧量）	30	60	60	80	300
COD（化学需氧量）	100	150	150	200	500
石油类	10	15	10	20	30
动植物油	20	30	20	40	100
挥发酚	0.5	1.0	0.5	1.0	2.0
氰化物	0.5	0.5	0.5	0.5	1.0
硫化物	1.0	1.0	1.0	2.0	2.0
氨氮	15	25	25	40	—
氟化物（低氟地区）	10 —	15	10 （20）	15 （30）	20 —
磷酸盐（以 P 计）	0.5	1.0	1.0	2.0	—

续表

	一级标准		二级标准		三级标准
	新建、扩建、改建	现有	新建、扩建、改建	现有	
甲醛	1.0	2.0	2.0	3.0	—
苯胺类	1.0	2.0	2.0	3.0	5.0
硝基苯类	2.0	3.0	3.0	5.0	5.0
阴离子合成洗涤剂（LAS）	5.0	10	10	15	20
铜	0.5	0.5	1.0	1.0	2.0
锌	2.0	2.0	4.0	5.0	5.0
锰	2.0	5.0	2.0	5.0	5.0

下面介绍几种化验室常用废液处理方法：

（1）含酸、碱、盐类物质的废液

对酸、碱、盐类物质的稀溶液，用大量水把它稀释到1%以下的浓度后，即可排放；将酸、碱、盐类废液分别收集，如果没有妨碍，可将其互相中和，或用其处理其他的废液。将废酸集中收集，然后以过量的碳酸钠或氢氧化钙的水溶液中和，或用废碱中和，中和后用大量水冲洗排放；将废碱集中收集，用稀废酸中和后，用大量水冲洗排放。

（2）黄磷、磷化氢、卤氧化磷、卤化磷、硫化磷等的废液

在碱性情况下，用 H_2O_2将其氧化后，作为磷酸盐废液处理。对缩聚磷酸盐的废液，用硫酸酸化，然后将其煮沸 2～3 h 进行水解处理。

（3）含砷废液

用氢氧化物共沉淀法，在 pH 值为 7～10 条件下，向废液中加入 $FeCl_3$，使其生成沉淀，放置过夜，分离沉淀，检查上层液不含砷后，废液经中和后即可排放。

（4）含锑、铋等离子的废液

用硫化物沉淀法，调节废液酸度为 0.3 mol/L［H^+］，向废液中加入硫代乙酰胺至沉淀完全。检查上层液不含锑、铋后，废液经中和后可排放。

（5）含六价铬的废液

采用先还原后沉淀的方法，在 pH 值 <3 条件下，向废液中加入固体亚硫酸钠至溶液由黄色变成绿色为止，再向此溶液中加入 5% 的 NaOH 溶液，调节 pH 值为 7.5～8.5，使 Cr^{3+}完全以 $Cr(OH)_3$形式存在，分离沉淀，上层液体再用二苯基碳酰二肼试剂检查是否含有铬，确认不含铬后才能排放。

（6）含铅、镉的废液

用氢氧化物共沉淀法，即向废液中加氢氧化钙使 pH 调至 8～10，再加入硫酸亚铁，充分搅拌后放置，此时 Pb^{2+}和 Cd^{2+}与 $Fe(OH)_3$共同生成沉淀，检查上层液体中不含有 Pb^{2+}和 Cd^{2+}离子时，把废液中和后即可排放。

（7）含重金属的废液

用氢氧化物共沉淀法，将废液用 $Ca(OH)_2$调节 pH 值为 9～10，再加入 $FeCl_3$，充分搅拌，放置后，过滤沉淀物。检查滤液不含重金属离子后，再将废液中和排放。

（8）汞及含汞盐废液

用吸管、毛刷或在酸性硝酸汞溶液中浸过的铜片收集散落的汞，并用水覆盖。在散落过汞的地面、试验台上应撒上硫黄粉或喷上20% $FeCl_3$水溶液，干后再清扫干净。含汞盐的废液可先调节pH值为8~10，加入过量的Na_2S，再加入$FeSO_4$搅拌，使Hg^{2+}与Fe^{3+}共同生成硫化物沉淀。检查上层液体不含汞后排放，沉淀可用焙烧法回收汞，或再制成汞盐。

（9）含氰化物废液

氰化物废液有放出毒性气体的危险，故处理时要特别慎重。操作时最好在通风橱内进行。用分解法，在pH值为>10条件，加入过量的3% $KMnO_4$溶液，使氰基分解为N_2和CO_2；如CN^-含量高，可加入过量的次氯酸钙和氢氧化钠溶液。检查废液中不含氰离子，然后排放。对其含有重金属的废液，在分解氰基后，必须进行相应的重金属的处理。

（10）含酚废液

高浓度的酚可用乙酸丁酯萃取，蒸馏回收。低浓度含酚废液可加入次氯酸钠使酚氧化为CO_2和H_2O。

（11）混合废液

调节废液（不含氰化物）的pH值为3~4，加入铁粉，搅拌半小时，再用碱调节pH值≈9，继续搅拌，加入高分子絮凝剂，清液可排放，沉淀物按废渣处理。

（12）可燃性有机物的废液

用焚烧法处理。焚烧炉的设计要确保安全，保证充分燃烧，并设洗涤器，以除去燃烧后产生的有害气体如SO_2、HCl、NO_2等。不易燃烧的物质及低浓度的废液，用溶剂萃取法或吸附法及水解法进行处理。

可溶于水的物质，容易成为水溶液流失，回收时要加以注意。对甲醇、乙醇及醋酸之类的溶剂，被细菌作用而易于分解，故对这类溶剂的稀溶液，经用大量的水稀释后即可排放。

（13）含无机卤化物的废液

将含$AlBr_3$、$AlCl_3$、$ClSO_3H$、$SnCl_4$及$TiCl_4$等无机类卤化物的废液放入大号蒸发皿中，撒上高岭土—碳酸钠（1∶1）的干燥混合物。把它充分混合后，喷洒1∶1的氨水，至没有NH_4Cl白烟放出为止。把它中和后放置，过滤沉淀物。检查滤液有无重金属离子。若无，则用大量水稀释后即可排放。含氟废液加入石灰使之生成氟化钙沉淀，以废渣的形式处理。

（14）黄曲霉毒素

可用2.5%次氯酸钠溶液浸泡达到去毒的效果。

废液处理时应注意过氧化物与有机物，氰化物、硫化物、次氯酸盐与酸，盐酸、氢氟酸等挥发性酸与不挥发性酸，浓硫酸、磺酸、羟基酸、聚磷酸等酸类与其他的酸，铵盐、挥发性胺与碱的废液不能互相混合。

对硫醇、胺等会发出臭味的废液和会发生氰、磷化氢等有毒气体的废液，以及易燃性大的二硫化碳、乙醚之类废液，要把它加以适当的处理，防止泄漏，并应尽快处理。含有过氧化物、硝化甘油之类爆炸性物质的废液，要谨慎地操作，并应尽快处理。含有放射性物质的废弃物，用另外的方法收集，并必须严格按照有关的规定，严防泄漏，谨慎地进行处理。

处理前必须充分了解废液的性质，然后分别加入少量所需添加的药品，边注意观察边操作，以避免处理过程中产生有毒气体、发热、爆炸等危险。

处理废液时，要积极考虑废液的利用。对甲醇、乙醇、丙酮及苯之类用量较大的溶剂，原则上要回收利用，而将其残渣加以处理。

3. 废渣处理

有害固体药品或反应中得到的沉淀是废渣的主要来源。废渣可分为有毒、无毒、有毒且不易分解等几种。废渣处理方法是先解毒后深埋。对于无毒废渣做好掩埋地点记录后可直接掩埋；有毒的废渣必须经化学处理后深埋在远离居民区的指定地点；有毒且不易分解的废渣可以用专门的焚烧炉进行焚烧处理；有回收价值的废渣应该回收利用。

严禁将为数不多的废渣倒入生活垃圾。

三、化验室的清洁卫生

化验室负责人应亲自抓好化验室的清洁卫生工作，一个清洁、文明、布局合理的化验室会给人以生机勃勃、奋发向上的活力，有利于检验工作的开展。

化验室的清洁卫生是保证分析检验结果准确性的必要条件，搞好化验室文明卫生建设，消除一切不利于测试工作的影响因素，是分析检验人员义不容辞的职责。化验室的清洁卫生包括室内环境卫生、室内温度、室内湿度、化验室药品的存放，以及分析化验过程中产生的“三废”的及时处理等。化验室客观存在的不利因素直接影响分析结果的准确度，在一个环境卫生条件很差的化验室里不可能做出信度高的分析检验结果。如天平室内湿度过大，会对天平的灵敏度及其他的性能指标产生严重影响，必然导致称量误差增大，影响分析结果的准确度；尘埃的存在，它会给高精度的分析试验带来许多影响，轻者使试验失败，重者会导致错误的结论；化验室中存放的一些化学危险品，由于管理不当而泄漏或逸出，不仅对分析仪器和设备有侵蚀作用，而且还会给人身健康带来不同程度的损害，甚至会引起火灾和爆炸等。

第五节　化验室安全用电

学习目标

1. 了解电气设备的安全规章制度。
2. 掌握化验室安全用电原则。
3. 能根据触电具体情况采取触电急救措施。

人体通过 50 Hz 的交流电 1 mA 就有感觉；10 mA 以上会使肌肉收缩；25 mA 以上则感觉呼吸困难，甚至停止呼吸；100 mA 以上则使心脏的心室产生颤动，以致无法救活。化验室常用的电气设备有电炉、高温电炉、电热板、电热恒温干燥箱、电热恒温水浴、电冰箱、真空泵、电磁搅拌器及其他一些辅助电器如电冰箱、真空泵和电磁搅拌器等。

一、使用电气设备的安全规章制度

1. 认真阅读电气设备的使用说明书及操作注意事项，并严格遵守。使用电气动力时，必须检查设备的电源开关、电动机和机械设备各部分是否安置妥当。

2. 一切电气设备在使用前，应检查是否漏电，外壳是否带电，接地线是否脱落。

3．安置电气设备的房间、场所必须保持干燥，不得有漏水或地面潮湿现象。注意保持电线干燥，严禁用湿布擦电源开关。

4．打开电源之前，必须认真思考 30 s，确认无误时方可送电。

5．化验室内不得有裸露的电线头，不要用电线直接插入电源接通电灯、仪器和其他电气设备，以免产生电火花引起爆炸和火灾事故。

6．电气动力设备发生过热（超过最高允许温度）现象，应立即停止运转，进行检修。

7．临时停电时，要关闭一切电气设备的电源开关，待恢复供电时再重新开始工作。

8．化验室所有电气设备不得私自拆动及随便进行修理。

下班前认真检查所有电气设备的电源开关，确认完全关闭后方可离开。

二、触电的急救

1．触电

触电的形式包括单相触电、两相触电和跨步电压触电。单相触电是人体触及带电体的一条相线引起触电，电网中性点不接地时受到的电压较小，中性点接地时受到的电压较大。两相触电是人体触及带电体的两条相线，受到相电压的作用。跨步电压触电是人进入落地的带电体的电场影响范围，由于电场电位差而受到电击。

工业企业常用三相 380 V 电压，人体单相触电只承受 220 V 以下电压，两相触电则要承受 380 V 电压的作用。

2．触电的急救

由于电流对神经的刺激作用，触电者往往不能自行摆脱，严重者可能出现心跳呼吸停止（即假死），若不及时抢救，容易造成死亡。

（1）有人受到电伤害时，立即断开触电电源的开关或拔下插头。若遇断开的电源电线，施救者需借助干燥的木棒等绝缘物品将触电者与电源分开，并注意救护人员不得接触带电者的皮肤和鞋，做好自身防护。

（2）若是高压电源，应立即通知变电所断电，才能靠近触电者。对触电者伤害较轻，未失去知觉，仅在触电时一度昏迷过，应使其就地安静休息 1～2 h，继续观察。触电者伤害较重，有心脏跳动而无呼吸则应立即做人工呼吸。有呼吸而无心脏跳动则应采取人工体外心脏按压术救治。若触电者伤害很重，呼吸、心脏跳动均已停止，瞳孔放大，此时必须同时采取口对口人工呼吸和胸外心脏按压术，进行人工复苏术抢救，即使是转送医院途中也不可中断抢救措施。

三、化验室安全用电原则

1．化验室供电的总功率应满足室内同时用电负载的总功率，供电电压要与负载额定电压相符，各用电负载再适当分配。每个化验室均宜三相供电进户，大型精密仪器需配置稳压电源。大功率用电设备，需单独设置开关。在安装仪器或连接线路时，电源线应最后接上。在结束实验拆除线路时，电源线应首先断路。

2．第一次使用新装用的电气设备或长期不用的电气设备时，需认真检查线路、开关、地线是否安全妥当。使用一般电开关时，应处于完全合上或完全断开的位置，不要用湿手开合刀开关和操作电器。使用直流电源设备，千万不要把电源正负极接反。设备仪器电线的线头都不能裸露，以免造成短路，裸露的地方必须用绝缘胶带包好。

3．使用电气设备前，先阅读产品使用说明书，熟悉设备电源接口标记和电流、电压等指标，核对是否与电源规格相符合，只有在完全吻合时才可正常安装使用。高温电热设备放置在隔热的水泥台上，不允许直接放在可燃材质的实验台上。

4. 设置屏蔽和障碍防护设施，将带电部分用遮拦或外壳与外界隔开，并采用警告信号标志，避免人们的接近。用绝缘材料将带电材料全部包裹起来，防止在正常工作条件下与带电部分接触。安装漏电保护器，确保一旦发生漏电事故时的人身和设备安全。针对不同的使用环境、使用方式选择适宜的安全电压。安全电压的等级为 42 V、36 V、24 V、12 V、6 V。

5. 为了防止超负荷工作或局部短路，有些电气设备或仪器要求加装“熔丝”或各种各样的熔断器。为防止人体触电，电器应安装“漏电保护器”，只有在不漏电时才能正常使用。不使用电器时，要及时地拔掉插头使之与电源脱离。不用电时要拉闸，修理检查电器时要切断电源，严禁带电操作。电器发生故障在原因不明之前，切忌随便打开仪器外壳，以免发生危险和损坏电器。

第六节　高压气瓶安全使用

学习目标

1. 了解高压气瓶的结构和分类。
2. 掌握高压气瓶的存放和安全使用方法。
3. 能使用各类高压气瓶。

高压气瓶在化验室中的主要作用是为原子吸收分析和气相色谱分析仪器提供载气、燃气、助燃气气源。使用钢瓶的主要危险是当钢瓶受到撞击或加热时可能发生爆炸。另外，有一些气体有剧毒，一旦泄漏会造成严重后果。

一、高压气瓶的分类

1. 高压气瓶的结构

高压气瓶是高压容器，瓶内装有高压气体，常用无缝合金或锰钢管制成的圆柱形容器。底部呈半球形，通常还装有钢质底座，便于竖放。气瓶顶部装有启闭气门（开关阀），气门侧面接头（支管）上的连接螺纹，用于可燃气体的应为左旋螺纹，非可燃气体的为右旋螺纹。各类气瓶容器必须符合由国家质量监督检验检疫总局颁布的，自 2003 年 6 月 1 日起施行的《气瓶安全监察规定》中的规定。

气瓶上须有制造钢印标记和检验钢印标记。制造钢印标示有气瓶制造单位代号、气瓶编号、工作压力（MPa）、实际质量（kg）、实际容积（L）、瓶体设计壁厚（mm）、制造单位检验标记和制造年月、监督检验标记和寒冷地区使用气瓶标记。检验钢印标示有检验单位代号、检验日期、下次检验日期等。

化验室使用压力气瓶时，为了降低压力并保持稳定压力，常需要装上减压阀（器）。不同的工作气体有不同的减压阀。不同的减压阀外表涂以不同的颜色加以标志，其颜色与盛装该气体的气瓶颜色一致。用于氧气的减压阀可用于装氮气或空气的气瓶上，而用于氮气的减压阀只有在充分洗除油脂之后，才可用于氧气瓶上。

在安装减压阀时，必须注意减压阀的管接头，防止丝扣滑牙，以免装旋不牢而漏气或被高压射出。卸下时要注意轻放，妥善保存，避免撞击、振动，不要放在有腐蚀性物质的地方，并防止灰尘落入表内，以免阻塞失灵。

实验结束后，先关闭气瓶气门，放尽减压阀内的气体，然后将调压螺杆旋松，若不旋开调压螺杆，则弹簧长期受压，将会使减压阀的压力表失灵。

2. 高压气瓶内装气体的分类

（1）按气体的物理性质分类

压缩气体临界温度低于 -10℃的气体，经加高压压缩后，仍处于气态者为压缩气体，如氧、氢、氮、氩、氦等气体，这类气体钢瓶设计压力大于 12 MPa，称为高压气瓶。溶解气体如乙炔（溶解于丙酮中，加有活性炭等）。

液化气体临界温度大于 10℃的气体，经高压压缩后，转为液态并与其蒸气处于平衡状态者称为液化气体。临界温度大于或等于 -10℃，且小于或等于 70℃者称为高压液化气体，如二氧化碳、一氧化二氮、丙烷、石油气等。临界温度大于 70℃且在 60℃时饱和蒸气压大于 0. 1 MPa 者称为低压液化气体，如液态氧、液态氮、液态氩、氨、氯、硫化氢等。

溶解气体单纯加高压压缩，可产生分解、爆炸等危害性的气体，必须在加高压的同时将其溶解于适当的溶剂中，并由多孔性固体填充物所吸收。在 15℃以下压力达 0. 2 MPa 以上的气体，称为溶解气体（或称气体溶液），如乙炔。

（2）按气体的化学性质分类

可燃气体如氢、乙炔、丙烷、石油气等；助燃气体如氧、一氧化二氮等；不燃气体如二氧化碳、氮等；惰性气体如氦、氖、氩、氪、氙等。

化验室通常将气体压缩成为压缩气体或液化气体，灌入耐压钢瓶内，以便于使用、储存和运输，钢瓶按储存的气体通常最高压力可分为 15 MPa、20 MPa、30 MPa 三种，最常用压力为15 MPa（150 atm）的气体钢瓶，钢瓶的容量以 40 L 居多。

3. 高压气瓶的标识

高压气瓶外表所漆的颜色与减压阀（器）外表所涂的颜色和工作气体的种类三者相对应，也就是根据气瓶的颜色，就会知道瓶内装有何种气体，也就会知道选用何种减压阀（器）。为了安全、便于识别和使用，各种气体钢瓶的瓶身都涂有规定颜色的漆，并用规定颜色的色漆写上气瓶内容物的中文名称，画出横条标志。表 5—6—1 为常用的几种气体的气瓶标记。

表 5—6—1　　部分气瓶的标记

钢瓶名称	外表面颜色	字样	字样颜色	横条颜色
氧气瓶	天蓝	氧	黑	—
医用氧气瓶	天蓝	医用氧	黑	—
氢气瓶	深绿	氢	红	红
氮气瓶	黑	氮	黄	棕
纯氩气瓶	灰	纯氩	绿	—
灯泡氩气瓶	黑	灯泡氩气	天蓝	天蓝

续表

钢瓶名称	外表面颜色	字样	字样颜色	横条颜色
二氧化碳气瓶	黑	二氧化碳	黄	黄
氨气瓶	黄	氨	黑	—
氯气瓶	草绿	氯	白	白
乙烯气瓶	紫	乙烯	红	—

二、高压气瓶的存放和安全使用

高压气瓶是专用的压力容器，必须定期进行技术检验。一般气体钢瓶三年检验一次，腐蚀性气体钢瓶两年检验一次，惰性气体钢瓶每五年检验一次。

1. 高压气瓶通常应存放在化验室外专用房间里，不可露天放置。要求通风良好。远离明火、热源，距离不小于 10 m，环境温度不超过 40℃。必须与爆炸物品、氧化剂、易燃物、自燃物及腐蚀性物品隔离。

2. 搬运气瓶要用专用气瓶车，戴上瓶帽和橡皮腰圈，轻拿轻放。防止摔掷、敲击、滚动或剧烈振动，动钢瓶时不能直接用手碰开关阀。

3. 使用气瓶时要直立固定放置，防止倾倒。钢瓶使用的减压阀要专用。安装时螺扣要上紧（应旋进 7 圈螺纹，俗称吃七牙），不得漏气。开启高压气瓶时，操作者应站在气瓶出口的侧面，动作要慢，以减少气流摩擦，防止产生静电。

4. 乙炔钢瓶内填充有颗粒状的活性炭、石棉或硅藻土等多孔性物质，再掺入丙酮，使通过的乙炔气溶解于丙酮中，15℃时压力达 1.5 MPa。所以，乙炔瓶不得卧放，用气速度也不能过快，以防带出丙酮。乙炔气管及接头不能用紫铜材料制作，否则将形成一种极易爆炸的乙炔铜。开瓶时，阀门不要充分打开，一般不超过 1.5 转，以防止丙酮溢出。钢瓶内乙炔气压力低于 0.2 MPa 时，不能再用，否则瓶内丙酮沿管通入火焰，导致火焰不稳，噪声加大，影响测定准确度。

5. 钢瓶内的气体不能全部用尽，以防其他气体倒灌，新灌气时发生危险。其剩余残压应保持 0.2 ~ 1 MPa（为充气单位检验取样所需及防止其他气体倒灌）。

6. 氧气是强烈的助燃气体，纯氧在高温下很活泼。温度不变而压力增加时，氧气可与油类发生强烈反应而引起爆炸。因此氧气钢瓶严禁同油脂接触。氧气钢瓶中绝对不能混入其他可燃气体。钢瓶中压力在 1.0 MPa（10 atm）以下时，不能再用，应该灌气。

7. 瓶壁有裂纹、渗漏或明显变形的应报废；高压气瓶的容积残余变形率大于 10% 的必须报废；经测量最小壁厚，进行强度校核后，不能按原设计压力使用的必须降压使用。

8. 气瓶必须专瓶专用，不得擅自改装，以免性质相抵触的气体相混发生化学反应而产生爆炸。

思考练习题

一、填空题

1. 化验室的安全与管理是保证分析检验结果________和________的关键。

2. 物质着火的三个条件是________________、有__________存在和已达到或高于该物质的______________。

3．加热易燃液体必须在水浴上或密封电热板上进行，严禁用火焰或电炉__________。

4．管道气用肥皂水来检查漏气情况，禁止用__________检查可燃气体泄漏的地方。

5．根据有毒物质侵入的途径，中毒分为__________、__________和__________三种。

6．化验室对废气的预处理常采用______、______、______、______等，其中________是最常用的方法。

7．处理废液时，要认真考虑______________。对甲醇、乙醇、丙酮及苯之类用量较大的溶剂，原则上要把它__________。

8．用于氧气的减压阀可用于装____________的气瓶上，而用于________的减压阀只有在充分洗除油脂之后，才可用于________瓶上。

二、选择题

1．化验室的位置应远离（　　）等地方。

A．商业区、锅炉房和交通要道　　B．生产车间、锅炉房和交通要道

C．居民区、锅炉房和交通要道　　D．学校、锅炉房和交通要道

2．进行有危险性的操作时，应有（　　）陪伴，陪伴者应能清楚地看到并观察操作的全过程。

A．一人　　B．两人　　C．三人　　D．都不对

3．燃烧是针对（　　）而言。

A．易燃气体和易燃固体　　B．易燃液体和易燃气体

C．易燃液体、易燃气体和易燃固体　　D．易燃液体和易燃固体

4．对活泼金属 Na、K、Mg、Al 等引起的火灾，应用（　　）灭火。严禁用水、酸碱式灭火器、泡沫式灭火器和二氧化碳灭火器。

A．酸碱式灭火器　　B．泡沫式灭火器

C．干燥的细沙覆盖　　D．二氧化碳灭火器

5．眼睛一旦被化学药品灼伤时，应立即用流水缓慢冲洗。如果是碱灼伤，再用（　　）溶液冲洗。

A．4%硼酸或2%柠檬酸　　B．2%碳酸氢钠

C．2%盐酸　　D．2%醋酸

6．人体通过 50 Hz 的交流电（　　）mA 就有感觉；10 mA 以上会使肌肉收缩；25 mA 以上则感觉呼吸困难，甚至停止呼吸；100 mA 以上则使心脏的心室产生颤动，以致无法救活。

A．2　　B．1　　C．3　　D．4

7．进行有危险性的工作，应（　　）。

A．穿戴工作服　　B．戴手套

C．有第二者陪伴　　D．自己独立完成

8．在以下物质中，易分解爆炸的是（　　）。

A．高氯酸钾　　B．硝酸钾

C．氯化钾　　D．铬酸钾

9．下列混合物易发生燃烧或爆炸的是（　　）。

A．高氯酸钾—硫酸亚铁　　B．高锰酸钾—硫化钠

C．高氯酸钾—乙醇　　D．高锰酸钾—铬酸铅

10．含砷废液常采用（　　）处理，中和后排放。

A．氧化还原法　　B．氢氧化物共沉淀法

C．离子交换法　　D．萃取分离法

三、判断题

1．化验室的环境是保证检验结果正确性的基本条件。（　　）

2．化验室内可以用干净的器皿处理食物。（　　）

3．潜藏的危险因素仅指中毒危险性和燃烧爆炸危险性。（　　）

4．起火原因应同时具备两个条件，即该物质具有燃烧性和有氧气存在。（　　）

5．接触中毒是指有毒物质接触到皮肤后，穿透表皮而被吸收引起的中毒。（　　）

6．废气、废液和废渣的排放应根据当时的条件决定是否排放。（　　）

四、简答题

1．化验室的位置为什么要远离生产车间、锅炉房等地方？

2．易燃和可燃性液体的易燃性分哪几级？

3．举例说明易燃、易爆物质的分类。化验室发生燃烧爆炸的原因有哪些？

4．化验室常用灭火器有哪些？内装药剂各是什么？适用范围及使用方法是什么？

5．简述毒物侵入人体的途径、中毒症状和急救方法。

6．举例说明化验室废液常用的处理方法。

7．化验室常用高压气瓶有哪些？如何安全存放与使用？高压气瓶上为何要安装减压阀？

附录一　化验室管理制度

1. 文件资料管理制度

（1）文件资料主要包括以下几种：

1）《质量手册》和《质量管理体系控制程序》；

2）企业（公司）发放的标准、通知、规定和制度；

3）部门的管理制度、执行通知、检验规定和专项报告；

4）产品和原材料执行的相关标准以及其他外来标准；

5）技术书籍和工具书等资料；

（2）《质量手册》和《质量管理体系控制程序》由持有者按规定使用和保管，资料室存档的由资料保管员负责，具体执行《质量管理体系控制程序》的《文件控制程序》。

（3）文件资料由资料保管员负责收集、发放、存档和日常管理，部门领导负责使用或组织执行。

（4）部门的管理制度、执行通知、检验规定按部门文件编号，由部门负责人审核批准（签章），同时加盖质检部印章方为有效，资料保管员负责分发（有分发记录）和存档（有存档记录）。需要更改时，由原起草人更改，并须经原审批人审批。更改审批后一般以新的文件重新分发，资料保管员同时回收旧的文件（有回收记录和发放记录）。

（5）部门的专项报告包括质检工作报告、工作汇报等，由部门负责人或其授权人撰写，负责人审核后，加盖质检部印章方为有效，此项报告一般由部门负责人送发企业（公司）领导、管理者代表和各相关单位。资料室同时保存一份备案。

（6）产品和原材料执行的相关标准以及其他外来标准由资料保管员负责日常管理，标准的来源主要通过技术发展部发放而得。

（7）有效版本的标准最终须经主管领导签字批准，并由资料管理员加盖蓝色“有效版本”印章作标识，发至各相关检验组，各组长负责组织执行和保管，资料室应同时留有备份归档保存。

（8）收到标准的新版后，由资料保管员回收旧版，加盖红色“作废”印章作标识，同时发放盖有蓝色“有效版本”印章的新版本，回收和发放均须做好记录。

（9）回收的文件资料不能与执行的文件资料同置一处，要分开存放，并做好标识，需要处理时应有部门领导签名认可，同时做好处理记录。

（10）技术书籍和工具书等资料应长期保存，借阅应有记录，时间不得超过一周。

2. 质量记录管理制度

（1）质量记录必须用蓝、黑色墨水或圆珠笔书写，禁止用铅笔填写，并要求工整、清晰，不得用随意涂改、刮纸、补贴等方式更改数据。若确系笔误，可将原错误数据去掉，重新写上正确数据，加盖更改人印章表明。若系仪器自动打印的数据，可直接采用并将打印记录贴原始记录本上。

（2）各种检验数据和统计数据都必须经过复核人的复核或领导签字认可（审核）后方

能报出。

（3）质量记录设专人负责收集并集中统一管理，分析原始记录、检验报告单的存根保存期为5年；台账及月报（或年报）等质量记录视情况保存期均不得少于5年。

（4）各检验组应在当年一月底前将上年的质量记录，整理后交资料室保管，各检验组长还应保管好本组当年的各种质量记录。

（5）移交资料室的质量记录，具体执行《质量管理体系控制程序》的《质量记录控制程序》按要求归档、保管，过期或作废的质量记录，只有资料保管员才有权处理，并须做好处理记录。

（6）质量记录不得外借，公司有关部门或分厂查阅由各检验组组长接待，外单位来查阅须由部门领导接待，各室不得随意提供数据。

（7）质量记录的各种数据发生差错应根据差错的原因和应承担的责任，按经济责任制考核办法予以处罚。

（8）各类检验印章的使用执行《检验印章的使用规定》。

（9）各类检验报告单发送单位详见《质检部检验报告单发放表》。

3．原材料检验管理制度

（1）质检部原材料组负责原材料的检验、辅助原材料的检验以及其他委托的检验项目。

（2）检验人员必须坚持原则，一丝不苟。对检验数据要坚持复核制度，做到数据准确可靠，对于弄虚作假、以次充好、伪造涂改等恶劣行为，必须严肃处理，对于检验人员明知故犯者，要加重处理。

（3）原材料的留样不少于20天，其他生产过程委托检验样品不作留样处理。

（4）检验方法、项目和频率执行公司《原材料内控指标》中有关规定。

（5）需增加内控指标以外的检验项目，或非内控原材料检验，应由申请单位填写“检验委托单”，并由主管部门的领导签批后，交质检部安排检验，检验方法可参照采用国家有关标准或者企业标准《分析方法》。

（6）当原料检验不达内控指标时，应取留样对不合格项目进行再次分析，且以第二次检验结果报出；其他内控原材料应重新取样，按内控指标逐项检验，以第二次检验结果为最终结果。企业（公司）另有规定的，执行企业（公司）规定。

（7）原材料检验报告单，由原材料组长复核后开具，专项检验报告由质检部领导负责，发送单位详见《质检部检验报告单发放表》。

4．成品检验管理制度

（1）成品的抽样、留样、检验方法、检验项目、采样单元和技术要求执行相应的产品标准。

（2）检验人员必须坚持原则，一丝不苟。对检验数据要坚持复核制度，做到数据准确可靠。对于弄虚作假，以次充好，伪造涂改等恶劣行为，必须严肃处理。对于检验人员明知故犯者，要加重处理。

（3）成品检验执行公司《公司成品检验项目频率控制表》和《集团公司成品检验项目频率控制表》。

（4）成品的检验委托按公司《产品检验委托制度》执行。

（5）成品的外观、包装、质量、标识应符合相应产品标准要求，包装、版面由质检部领导审核，外观、质量由质检部质量检查员抽查和监督，包装袋检测按《包装成品袋规格表》执行。

（6）如果生产分厂对质检部的检验结果有异议，由质检部与相关单位共同对留样进行复检，以复检的最终结果为准。对于出口产品，按合同协议和上级部门的有关决定执行。

（7）成品检验制度包括对留样的抽查工作，由组长或技术员负责，每月进行一次，具体抽查的产品和项目视情况而定。当抽查结果与当班结果等级品不符合时，要查找原因，并且追究责任者的责任。

（8）倒班分析的成品，要求当班发送报告单，白班分析的成品，要求当天发送报告单，发送单位详见《质检部检验报告单发放表》。

5．分析测量设备管理制度

（1）质检部负责汇总公司和本部门的分析测量设备台账的建立，内容包括：管理编号、名称、型号规格、测量范围、准确度、生产厂家、出厂编号、检定周期、检定日期、有效期、检定结果、管理状态、使用部门、使用地点、检定部门、出厂日期、投用日期、ABC分类。

（2）A类仪器仪表由分厂联系相关法定检定机构进行检定，检定合格后贴A类仪器仪表合格证标识；B类仪器仪表由质检部在汇总的分析测量设备台账中注明，各相关单位根据有效期联系分厂实施检定，检定合格后贴B类仪器仪表合格证标识；C类仪器仪表由使用单位进行维护管理，可贴C类仪器仪表合格证标识。

（3）质检部负责编制酸度计、分光光度计、电子天平、电光分析天平、原子吸收光谱等检（试）验分析设备使用制度或使用方法，并下发到各个使用单位。使用单位应严格按使用的有关说明进行操作，使用完毕要填写“仪器使用记录”以备后查。当班工作中发现仪器仪表检测异常，须对上一班的数据进行重新检测核定。

（4）各检验组使用的电光分析天平、分光光度计、微量水分测定仪、测硫仪、快速连续灰分测定仪，恒温干燥箱、箱式电阻炉、碳氢元素分析仪、酸度计，电导率仪、量热仪等重要仪器设备由组长每季度对其使用情况做出综合评定，主要是确认使用是否正常，并报部门负责人审批。合格的标准是：电气电路完好；外观完整无破损；性能完好；使用过程无异常；测量设备有检定合格标识并在有效期内。

（5）经确认停用的分析测量设备统一贴上封存证，需再投用的必须经再次检定合格，确认不能修复使用的分析测量设备可按有关程序申请报废，已报废的仪器设备不得重新使用。

（6）对采购原料、成品检测所需玻璃量器的检定由专人负责，具体执行质检部文件《常用玻璃量器检定规定》。

（7）须建立本部门的分析测量设备管理档案，可以分台建档，也可以同类多台建档。档案的内容应包括使用说明书、合格证或质量证明书、检定证书及维修记录等。

6．标准溶液配制管理制度

（1）企业（公司）所用的标准溶液统一由质检部进行配制和标定。

（2）凡使用单位临时需要特殊标准溶液时，应提前三天通知溶液室，以便做好准备。

（3）领取标准溶液的分析人员，必须按规定填写登记，注明领取日期、溶液名称、溶液浓度、溶液体积以及领取单位和姓名。

(4) 各使用单位盛装标准溶液的容器，领前必须清洗干净。水洗的容器应用指定的溶液洗三遍，容器上应贴有明显的标签，以便发放时对照。

(5) 发放的标准溶液应先摇匀再灌装，灌装后还应在盛装容器上贴上标签注明：溶液名称、浓度、标定日期和有效期以及标定人姓名。

(6) 各使用单位若对领用的新标准溶液的浓度发生疑问时有权向溶液室提出复查要求，溶液室应积极配合并反馈信息。

(7) 标定者应对有效期内原瓶溶液负责，自行掉换溶液或保管不当使溶液变质的由使用者负责。

(8) 使用单位领用的标准溶液若超过有效期时，应到溶液室更换，特殊情况还需继续使用的也应经溶液室重新标定，按新标定值作为标准溶液浓度值后才能正式使用。

7. 安全管理制度

(1) 防止中毒

1) 实验室内的试剂、溶液、试样等必须贴有明显的与内容实物相符的标签，证明其名称及浓度。剧毒性物品（如氰化钾、砷化物、铍化物）必须设专柜加锁，由专人保管。

2) 实验室内禁止吸烟、排放有毒气体，不准用实验器皿盛装食物，不准用茶杯、食具盛装药品。

3) 严禁试剂入口，不得用嘴尝味道的方法来鉴别未知物。如需以鼻鉴别气味时，应将试剂瓶远离鼻子，以手轻轻扇动，稍闻其味即可，严禁以鼻子接近瓶口鉴别。

4) 装过强腐蚀性、可燃性、有毒或易爆物品的器皿，应由操作者亲手洗净。如曾使用有毒物质进行工作，工作完毕应立即洗手。

5) 配制溶液或在实验室中能放出 H_2S、CO、HCN、NO_2、H_2、SO_2、Br_2、NH_3 等及其他有毒和腐蚀性气体时，应在通风柜内进行。

(2) 防止着火和爆炸

1) 蒸馏可燃性物质时，一次量不得超过 500 mL，蒸馏前冷凝器中必须先通冷却水。加热易燃试剂时，不得使用火焰或电炉直接加热，应在水浴或严密的电热板上缓慢进行，并随时注意蒸馏是否正常，人离开时要撤去热源。

2) 化验室内不得存放大量的易燃易爆物品，如汽油、乙醇、乙醚、苯类、丙酮、苦味酸等有机试剂，少量易燃易爆药品应放在远离热源的地方。使用易燃易爆药品时，附近不得有明火、电炉及开关。

3) 高温物体，如刚从高温炉取出的坩埚、磁舟等，要放在耐火石棉板上或磁盘中，附近不得有易燃物品。

4) 操作中易发生爆炸，或有溅洒热的或腐蚀性液体的可能时，要使用防护挡板（透明塑料板、厚玻璃或金属等不易破碎的材料制成），戴防护眼镜，第一次化验时要用最小试剂量进行，并小心观察反应过程是否安全。

(3) 防止烧伤及割伤

1) 开启易挥发的试剂（如乙醚、丙酮、浓盐酸、硝酸、氨水）瓶时，尤其在夏季或室温较高的情况下，应先将试剂瓶放在自来水水流中冷却几分钟，盖上湿布再打开，开启时瓶口不要对人，最好在通风柜内进行。

2) 移动、开启大瓶液体药品时，应特别小心，不能将瓶子直接放在水泥地上，最好用橡皮、布或草垫垫好，搬运时最好用手推车，从大容器中分装时应用虹吸管移取。

3）稀释浓硫酸时，戴好耐酸手套，且必须在耐热烧杯中进行，只能将浓硫酸慢慢注入水中，边倒边搅，温度过高时应冷却或降温后再继续进行，严禁将水倒入浓硫酸中，否则会引起爆炸和烧伤事故。

4）稀释盐酸时，戴好耐酸手套，且在通风橱中进行。

5）氢氟酸烧伤较其他酸碱烧伤更危险，使用氢氟酸时要特别小心，最好戴医用手套，操作后必须立即洗手，防止造成意外烧伤。

6）热的浓高氯酸是强氧化剂，与有机物或还原物接触时会发生剧烈爆炸，应先用浓硝酸破坏有机物后再加入高氯酸。在使用高氯酸工作时，不能戴手套。

7）取下正在加热至沸的水或溶液时，应先用瓶夹将其轻轻摇动后才能取下，以防爆炸，飞溅伤人。

8）高压气瓶减压阀不得混用，氧气不得接触油脂，开启高压气瓶时应缓慢，并不得将出口对人。

9）将玻璃棒、玻璃管、温度计插入或拔出胶塞、胶管和折断玻璃棒、玻璃管时均应垫有棉布，且不可强行插入或拔出，以免折断伤人。

（4）安全使用水、电、煤气设备

1）化验室停止供水、供电、供煤气时，应立即将水源、电源、气源开关全部关上，防止恢复供水、电、气时由于开关未关而发生事故。离开实验室时应检查门、窗、水、电、煤气及各种压缩气管道等是否安全。

2）禁止用火焰在煤气管道上寻找漏气地方，应该用肥皂水来检查漏气。使用煤气灯时应先关风门再关煤气，无人看管时禁止使用煤气灯。

3）化验室应准备各种灭火器、消防沙等消防用品，并应定期检查，使其处于备用状态。化验室工作人员应懂得消防常识，会使用一般消防器材。发生火灾要立即报警。

4）用电应遵守安全用电规程。

（5）现场管理

1）进入现场必须穿工作服、戴安全帽，禁止穿拖鞋、高跟鞋。

2）采样时必须站在上风口，并佩带相应的防护工具，如口罩、手套、防护鞋、防护眼镜或防毒面具；严禁猛开、猛关取样阀，严禁样口对准任何人。

3）在环境复杂的地点采样时，必须遵守现场安全规则，并与操作岗位取得联系，在岗位操作人员的协助下，在确保安全的情况下取样。

4）现场取样时，如发现取样点有泄漏或阀门难以打开等异常现象时，应及时与岗位操作人员联系，待岗位操作人员处理后，确认安全方可取样。

5）取液氨、浓硝酸等伤害性较大的样品时，应有监护人，确保安全。

（6）防治救护

1）因 CO、H_2S 引起中毒，感到头晕、恶心、呕吐，应立即离开现场，呼吸新鲜空气，严重时就医。

2）强碱（如氢氧化钠、氢氧化钾等）触及皮肤引起灼伤时，应迅速用大量清水冲洗，再用2%硼酸或2%醋酸溶液冲洗，严重时就医。

3）强酸（如盐酸、硫酸、硝酸、冰醋酸等）溅到皮肤上时，应立即用大量清水冲洗，然后用5%碳酸氢钠溶液湿敷；溅到眼睛里，应迅速用大量的清水冲洗至少20 min，严重者就医。

4）甲醇、甲醛溅到皮肤或眼睛里时，应迅速用大量清水冲洗，中毒者立即脱离现场，移至新鲜空气处，迅速就医。

5）受氨冻伤的皮肤应立即用清水冲洗，然后以3% ~5%硼酸、醋酸溶液湿敷，如溅到眼睛里，应立即用水冲洗15 min以上；中毒时迅速将患者移至新鲜空气处，严重时就医。

(7) 物品、试剂的管理

1）各组物品和试剂放在适当的地方，由组长负责管理，非本组成员使用需征求该组组长的同意方可。

2）化验室钥匙仅限于本单位化验成员保管和使用，非本单位人员未经许可不得进入化验工作室。

附录二　检测工作的监督程序

1. 目的

对影响检测活动的各个过程进行有效的控制，以确保检测结果的科学性、准确性和可靠性。

2. 范围

适用于检测过程中的对人员操作、设施环境条件、检测方法选择及方法的确认、对质量有影响的仪器设备、测量的溯源性、抽样、样品的处置等环节的监督和控制。

3. 职责

（1）技术负责人批准《______年度日常监督计划表》，批准监督中发现问题的处理措施；并负责维护本程序的有效性。

（2）监督员编制《______年度日常监督计划表》，负责日常监督检查工作，汇总监督中发现的问题，提出处置意见，并将监督情况输入管理评审。

（3）质检部负责人为监督员正常监督工作的开展提供支持，针对监督中发现的本质检部存在的问题提出处理措施。

4. 工作程序

（1）日常需监督控制的内容

1）检测人员（包括在培人员）是否遵照规定的程序操作仪器、开展检测活动；

2）检测过程中的设施和环境条件是否满足方法规定的要求；

3）检测过程中是否选择满足公司或客户要求和适用于所进行的检测的方法，采用的标准方法之外的方法是否经过适当的确认；

4）影响检测结果的仪器设备（包括辅助设备）是否符合《认可准则》的要求，对其功能状态是否进行核查，是否定期检定或校准，是否进行维护保养；

5）测量设备能否溯源到国际单位制，设备是否在检定有效期内使用；标准物质是否采用有证标准物质，是否在有效期内使用；

6）抽样前是否制订抽样方案和计划，抽样是否在有效监督下进行；

7）样品的处置过程、样品保存条件等是否满足相关技术要求。

（2）检测工作的监督计划

每年初由监督员编制《______年度日常监督计划表》，报技术负责人批准。监督员按照监督计划表具体实施监督。

（3）检测的控制措施

1）各监督员根据年度日常监督计划表实施监督，认真填写《日常监督记录表》；

2）检测人员在开展检测活动之前，应充分考虑检测场所的设施和环境条件是否符合相关要求，质检部应对此给予足够的控制；

3）检测人员在开展检测活动前，需确认是否选择了适当的方法、是否具备必需的作业指导书及相关标准等；

4）检测人员在使用各类仪器设备时，应严格按规程、规定正确操作，包括对设备的正常维护和管理；

5）质检部技术记录、数据均应按要求溯源到国际单位制。与检测有关的各类在用仪器设备、标准物质要求校准并溯源，并在有效期内；

6）在公司或客户现场进行检测时，都必须在监督员的技术控制和有效监督下进行；

7）当监督中发现存在的问题直接影响到检测结果的正确性时，监督员有权制止检测工作的继续进行，立即报告，请技术负责人处理。

（4）对控制措施的监督

1）技术负责人及质检部有责任对控制措施执行情况进行监督，及时发现问题，及时提出，按《不符合检测工作的控制程序》《实施纠正措施程序》执行；

2）监督工作贯穿于日常检测工作中，发现问题时随时做好监督记录，填写《日常监督记录表》，被监督质检部负责人确认；

3）监督员综合分析、评价日常监督状况，向技术负责人报告工作，并提交管理评审。

（5）各种监督记录和文件均由监督员管理，年底交资料员收集、整理、留存。

附录三　质量保证体系运行图

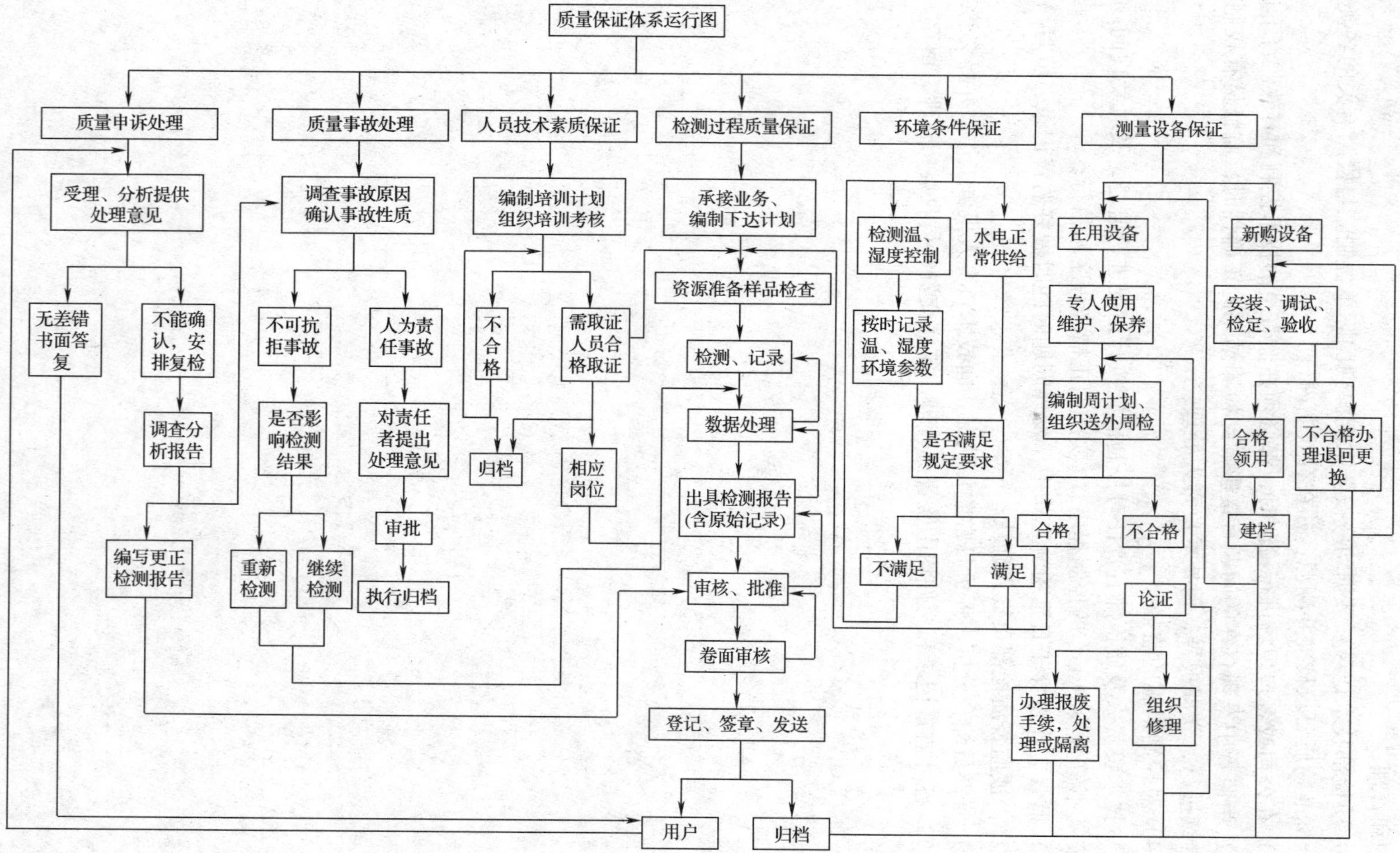

参 考 文 献

1 CNACL. 中国实验室注册评审员培训教程（修订版）. 北京：中国计量出版社，1999

2 李怀林. 2000 版 ISO 9000 质量管理体系建立与实施. 学苑出版社，2000

3 全国质量管理和质量保证标准化技术委员会秘书处，中国质量体系认证机构国家认可委员会秘书处. 2000 版质量管理体系国家标准理解与实施. 北京. 中高标准出版社，2001

4 张铁垣. 化验工作实用手册. 北京：化学工业出版社，2003

5 骆巨新. 分析实验室装备手册. 北京：化学工业出版社，2003

6 张斌. 实验室管理认可与运作. 北京：中国标准出版社，2004

7 马桂铭. 化验室组织与管理. 北京：化学工业出版社，2004

8 张荣. 计量与标准化基础知识. 北京：化学工业出版社，2006

9 刘学惠. 实验室认可与管理体系文件编写指南. 北京：中国标准出版社，2006

10 邓于仁. 质量技术监督概论. 北京. 中国计量出版社，2006

11 杨小林. 分析检验的质量保证与计量认证. 北京：化学工业出版社，2007

12 姜洪文，陈淑刚. 化验室组织与管理. 第二版. 北京：化学工业出版社，2009

13 杨爱萍. 化验室组织与管理. 北京：中国轻工业出版社，2009

14 王英健. 无机与分析化学实验. 北京：化学工业出版社，2011